体质大改造：

6 大体质类别 + **哪类**体质**易患**糖尿病 + 糖尿病体质**最佳**调养**方案**

你是哪类体质？翻开第 **46** 页自测一下

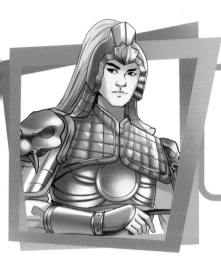

太阳体质　　代表人物：赵云

- ◎ 体格**壮实**，体内**阴阳**比较**平衡**
- ◎ 属于比较**健康**的一类人
- ◎ 一般**不容易**患糖尿病

阳明体质　　代表人物：关云长

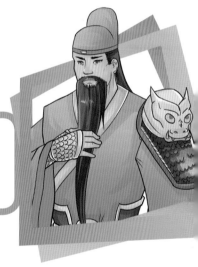

- ◎ 能吃、能睡、能**干**，体**壮**
- ◎ **最容易**得糖尿病

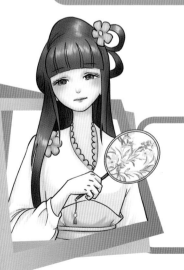

少阳体质　　代表人物：林黛玉

- ◎ 多见于**女性**
- ◎ 体质较弱，性格**悲观**
- ◎ **可患**糖尿病

⚙ 少阴体质　代表人物：诸葛亮

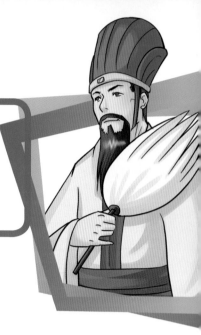

- ◎ 体型瘦长，思维敏捷，
- ◎ 善于思考，有失眠倾向
- ◎ 易患糖尿病

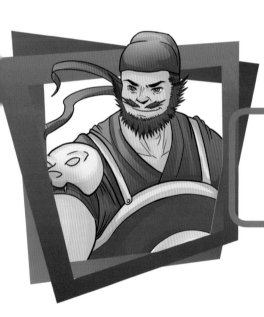

⚙ 厥阴体质　代表人物：张　飞

- ◎ 性急易怒，肝火旺
- ◎ 较易发生糖尿病合并高血压

⚙ 太阴体质　代表人物：刘　备

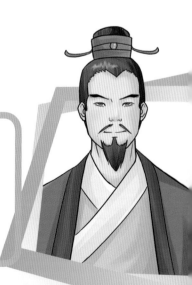

- ◎ 脾胃虚弱，食欲差，
- ◎ 面色萎黄，消瘦或虚胖
- ◎ 可患糖尿病

分清体质

FENQINGTIZHIJIANGXUETANG

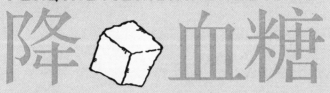

降血糖

赵进喜　赵翘楚◎著

青岛出版社
QINGDAO PUBLISHING HOUSE

图书在版编目（CIP）数据

分清体质降血糖 / 赵进喜，赵翘楚著. —— 青岛：青岛出版社，2017.12
ISBN 978-7-5552-6446-0

Ⅰ.①分… Ⅱ.①赵… ②赵… Ⅲ.①糖尿病—中医治疗法 Ⅳ.①R259.871

中国版本图书馆CIP数据核字（2017）第311859号

书　　名	分清体质降血糖
著　　者	赵进喜　赵翘楚
出版发行	青岛出版社
社　　址	青岛市海尔路182号（266061）
本社网址	http：//www.qdpub.com
邮购电话	13335059110　68068026
责任编辑	徐　瑛　　E-mail：546984606@qq.com
特约审校	郭　勇　李　军
封面设计	姜岩利
插画设计	刘美英
制　　版	青岛乐喜力科技发展有限公司
印　　刷	山东临沂新华印刷物流集团有限责任公司
出版日期	2017年12月第1版　2017年12月第1次印刷
开　　本	16开（700 mm × 1000 mm）
印　　张	11
插　　页	2
字　　数	120千
印　　数	1–5500
图　　数	45幅
书　　号	ISBN 978-7-5552-6446-0
定　　价	46.00元

编校印装质量、盗版监督服务电话　4006532017　0532-68068638

赵进喜 博士

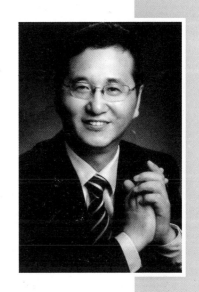

主任医师、教授、博士生导师，北京中医药大学东直门医院大内科副主任，内科教研室主任，国家中医药管理局内分泌重点学科带头人，国家中医药管理局糖尿病肾病重点研究室主任，国家中医药管理局首届全国优秀中医临床人才优秀奖与中华中医药学会薪火传承高徒奖获得者，全国百名杰出青年中医，全国优秀科技工作者，国家教育部霍英东高校青年教师奖获得者，北京市高校教学名师，2016年度获"人民好医生"称号。兼任世界中医药学会联合会糖尿病专业委员会会长、秘书长、内分泌专业委员会副会长、中华中医药学会糖尿病学会副主委、北京中医药学会糖尿病专业委员会副主委、《世界中医药杂志》常务编委、《北京中医药大学学报》《北京中医药》《环球中医药》《中国实验方剂学》等期刊编委、《中医杂志》特约编审、《糖尿病之友》编委、《糖尿病天地》副主编、《中华糖友》主编。

学崇仲景而师百氏，倡导三阴三阳辨证方法，提出辨体质、辨病、辨证"三位一体"诊疗模式，强调辨体质、守病机、辨方证、选效药。临床长于治疗糖尿病及其并发症（心脑血管疾病、糖尿病肾病、末梢神经炎、视网膜病变、足坏疽等）、肾病（肾炎蛋白尿、血尿、肾盂肾炎、慢性肾衰尿毒症等）、妇女围绝经期综合征、盆腔瘀血综合征、青少年多动症、抽动症、遗尿等疑难杂病。曾主持国家"十五""十一五"科技攻关与支撑重大疾病项目、国家自然科学基金项目等 10 余项课题。成果获国家科技进步二等奖 1 项、中国高校科学技术二等奖 1 项、中华中医药学会科技进步一等奖 1 项、二等奖两项、中医药学术著作和科普著作奖多项、北京市科技进步奖多项、天津市科技进步三等奖 1 项，《中医药治疗糖尿病肾病分期辨证诊疗方案》被作为国家中医药管理局临床路径推广全国。发表论文 150 余篇，著有《古方妙用》《四大经典与中医现代临床丛书》《肾炎病防治与调养》《糖尿病及其并发症中西医诊治学》《内分泌代谢病中西医诊治》《疼痛性疾病现代中医治疗学》《分清体质好养生》等书。多次到国外讲学，指导博士后 1 人，研究生 36 人，其中博士生 21 人。赵翘楚为赵进喜教授指导的研究生之一，籍贯山东青岛。

近年来，随着经济与社会的发展以及人口的老龄化、生活方式的西方化，糖尿病发病率日益提高；随之而来的心、脑、肾、眼底与糖尿病足等多种并发症，已成为患者致盲、致残、致死的重要原因。因此，如何有效防治糖尿病及其并发症应该引起全社会的关注与重视，每一个人都应该了解一些糖尿病及其并发症的相关知识。

中国是认识糖尿病最早的国家之一。古老的中医原典《黄帝内经》将糖尿病称为消渴病，对其临床表现、病因病机以及转归等问题都有系统论述。因此要战胜糖尿病，就应该向古老的经典寻求指引与智慧，如《黄帝内经》对糖尿病体质发病的认识以及医圣张仲景《伤寒论》三阴三阳体质分类方法等，对我们认识糖尿病的病因病机，寻求糖尿病及其并发症的有效防治措施，都具有重要的指导价值。

应该指出的是，中医诊治糖尿病具有优势与特色。具体来说，包括基于"天人相应"整体观之整体认识疾病与综合治疗的特色，基于"辨证论治""因人制宜"精神的个体化调治特色，基于"治未病"思想的防治观等。国医大师吕仁和教授十年前提出的糖尿病及其并发症综合防治"二五八"方案，就凸显了中医药学的上述特色与优势。我们则在传承医圣张仲景《伤寒论》三阴三阳体质学说的基础上，结合临床实际，提出了糖尿病及其并发症辨体质、辨病、辨证"三位一体"诊疗模式，应用于临床，常取得良好疗效，受到糖尿病患者信任；也曾在北京卫视《养生堂》与山东卫视《大医本草堂》、青岛电视台《民生开讲》等媒体讲解如何分体质调理糖尿病，受到观众广泛赞誉。

近期，我们又受青岛出版社的邀请，编写了《分清体质降血糖》一书。该书分上、下两篇，上篇重点介绍糖尿病诊治的一般知识、中医体质学说与三阴三阳体质分类方法以及国医大师吕仁和教授糖尿病及其并发症防治"二五八"方案。下篇则具体介绍阳明体质、少阴体质、厥阴体质、少阳体质、太阴体质等不同体质糖尿病患者的调治与养生方略，包括中药调治、针灸按摩以及饮食、心理、运动、足浴等，无私分享了相关中药调补膏方。另外，还介绍了《黄帝内经》四季养生方略。如果该书的出版能为广大糖尿病及其并发症患者的日常保健与自我调养提供些许指导的话，则我等幸甚！在此也衷心祝愿全世界民众：没有糖尿病者能够不发生糖尿病，已经发生糖尿病者能够不发生并发症，已经发生并发症者其病情得以良好地控制，并免受致死、致盲、致残之苦！

赵进喜

2017 年 8 月 北京尊仁居

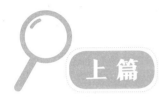

上篇

第一章　认识糖尿病

糖尿病如何诊断与分类？其发病原因有哪些？中医、西医治疗各有哪些优势？本章介绍糖尿病及其防治的一般知识。

第二章 了解自我和体质

体质因素在疾病发生和发展过程中起着重要作用。要想不得病就要了解自我，要了解自我就必须从了解体质开始。

第三章 糖尿病综合防治方案

应对糖尿病必须采取综合的管理手段，为此著名中医糖尿病专家吕仁和教授提出糖尿病及其并发症防治之"二五八"方案。

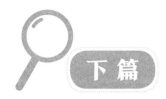

第四章　少阳体质的糖尿病调治与养生方略

研究发现在少阳体质人群中，少阳甲型、乙型及丙型体质都可以发生糖尿病。

第五章　太阴体质的糖尿病调治与养生方略

研究发现在太阴体质人群中，太阴甲型、太阴丙型体质容易发生糖尿病。

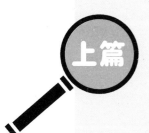

第一章　认识糖尿病

提起糖尿病，大家并不陌生，但若问究竟糖尿病应该如何诊断与分类，糖尿病发病原因有哪些，糖尿病应该如何防治，中医与西医治疗糖尿病各有哪些优势，恐怕大家就很难准确回答。本章重点介绍糖尿病及其防治的一般知识。

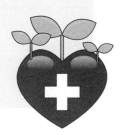

"富贵病"大暴发

在过去的二十年中，我国糖尿病发病率的增长趋势惊人。2016 年世界卫生组织（WHO）在世界卫生日这一天发出警告，中国糖尿病患病人数已达 1.1 亿。也就是说，在我国每 10 个成年人中大约就有 1 个糖尿病患者；而且我国还有近 5 亿的成年人处于糖尿病前期。如果继续以目前的速度发展，预计到 2040 年，我国的糖尿病患病人数将达 1.5 亿。这种警戒级别的患病规模，不仅将成为我国医疗卫生和社会发展的严峻挑战，更威胁到每个人的生命健康。

随着社会与经济的发展，糖尿病这样一种所谓的"富贵病"，不知何时已经开始"飞入寻常百姓家"。那么大众对于如此耳熟能详的疾病又有多少了解呢？调查结果却令人忧心！数据显示我国糖尿病患者的知晓率、治疗率和控制率仅为三成左右，而且糖尿病患者对疾病的认知存在大量误区，接受治疗的依从性更是让人担心。

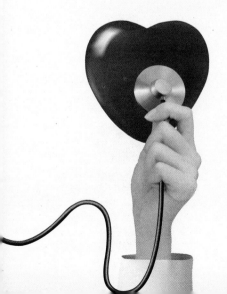

2016 年世界卫生日的主题是"打败糖尿病"。对于中国和世界而言，这项行动已经超越了单纯的健康问题，更是经济与社会问题。而对于我们每个人而言，则应该做到"知己知彼，百战不殆"！"知彼"就是要了解糖尿病，"知己"就是要了解我们个人的体质和自己的病情。只有知己知彼，才能选择适合自己的养生及治疗措施，最终达到健康长寿的目标。

 ## 糖尿病是如何诊断的

糖尿病并不是根据尿糖是否存在而诊断的。严格地说，糖尿病应该称为高血糖症。糖尿病诊断主要是根据静脉抽血化验中血浆葡萄糖检测结果高不高而定。在此仅把 WHO 的糖尿病诊断标准介绍如下。

空腹血糖 ≥ 7.0mmol/L；或糖耐量试验（OGTT）服糖后 2 小时血糖 ≥ 11.1mmol/L；或随机血糖 ≥ 11.1mmol/L。若要确诊，通常需要在另一天复查核实，但如果复查的结果没有达到诊断标准，则需要定期复查。

由于人体的正常血糖水平是空腹血糖 3.9~6.0mmol/L，糖耐量试验（OGTT）服糖后 2 小时血糖 < 7.7mmol/L，因此介于糖尿病血糖水平和正常血糖水平之间的糖代谢状态，尚不能诊断为糖尿

病，称为糖调节受损（IGR），其中又包括糖耐量受损（IGT）和空腹血糖受损（IFG）两种情况。

细看以上标准，其中空腹血糖、随机血糖、餐后血糖以及糖耐量试验等检查结果对诊断糖尿病很重要。那么什么是空腹血糖、随机血糖？什么是糖耐量试验（OGTT）呢？空腹血糖是指至少8小时内无任何热量摄入的情况下检测到的血糖；随机血糖指不考虑上次用餐时间，一天中任意时间的血糖，不能用以诊断空腹血糖受损或糖耐量降低；而口服葡萄糖耐量试验（OGTT）要求早餐空腹抽血，并于抽血后5分钟内口服完溶于250~300ml水内的无水葡萄糖75g（如用1分子结晶水葡萄糖，则为82.5g）。从口服第一口糖水开始计时，于服糖后30分钟、1小时、2小时及3小时抽血（用于诊断可仅取空腹及2小时血）。试验过程中不能喝任何饮料，不吸烟，不做剧烈运动，但也不需卧床。一般试验前3日每日碳水化合物摄入量不少于150g。试验前应该停用影响OGTT的药物（如避孕药、利尿剂、β-肾上腺能阻滞剂、苯妥英钠、烟酸）3~7 天。尤其是要注意服用糖皮质激素者不能做 OGTT 试验。

应该指出的是，糖尿病以血糖异常升高为基本特征，化验尿中葡萄糖可见阳性，也可表现为阴性。所以我们说"糖尿病"这个病名并不十分合理，临床上常有所谓的肾性尿糖，可见尿糖阳性，有时也可表现为消瘦、疲乏等症状，但血糖检测正常，原因多是肾脏本身有病变，或为肾小管功能损害，肾糖阈降低，这种情况实际上不属于糖尿病范畴。

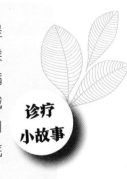

孙大爷今年 80 多岁了，体检当中发现尿糖有加号，于是就认为自己患上了糖尿病，不敢吃、不敢喝，找我看病的时候已经瘦得不成样子了，走起路来一步三颤。我给他反复分析病情，告诉他尿糖有加号是因为年龄大了，肾小管重吸收功能减退，肾糖阈降低了，控制饮食不但不利于病情控制，还可能引起营养不良。我鼓励他积极进食，并为他开了健脾补肾的参芪地黄汤加减方，半年后孙大爷的体质得以改善。

 ## 糖尿病就是"血糖升高"那么简单吗

许多糖尿病患者平素并无典型的糖尿病症状，仅是在体检时偶然发现血糖超过正常范围，而最终被诊断为糖尿病。在许多人的认识中，糖尿病不过是血糖升高而已。血糖高本身并没有给患者带来痛苦，也并不会在短时间内危及生命。因此，很多人对糖尿病警惕性不高。但实际上，目前糖尿病不仅是严重威胁我国居民健康的四大类慢性病之一，也是引发冠心病、中风、肾衰尿毒症、眼病、足坏疽等多种疾病的独立的危险因素。那么，为什么糖尿病能有如此大的危害？为什么很多人对此病不予重视？下面我们就先从什么是糖尿病说起。

医学小常识

　　现代医学认为，糖尿病是一组由多病因引起的，由于胰岛素抵抗、胰岛素分泌功能减退所引起的以高血糖为基本病理改变的糖、脂肪、蛋白质的代谢紊乱综合征。

　　糖尿病的典型表现为多饮、多食、多尿、身体乏力或消瘦，临床上没有明显症状表现的患者也很多见。在我国，肥胖的糖尿病患者也不少。糖尿病并不仅仅是单纯高血糖。

糖尿病有很多类型

　　根据世界卫生组织（WHO）的标准，糖尿病分为以下四大类型：1 型糖尿病、2 型糖尿病、妊娠糖尿病及特殊类型糖尿病。

1型糖尿病

是在遗传易感性的基础上，外界环境因素引发机体自身免疫功能紊乱，导致分泌胰岛素的胰岛 β 细胞数量显著减少或消失，胰岛素分泌严重不足或绝对缺乏所致的糖尿病，约占糖尿病总数的 5%。患了 1 型糖尿病，就需要终身注射胰岛素，否则会发生糖尿病酮症酸中毒等严重并发症。

1 型糖尿病进一步可分为两种亚型：1 型糖尿病—自身免疫中介性（1A 型）和 1 型糖尿病—特发性（1B 型）。前者临床特点为起病急（幼年多见）或缓（成人多见）；易发生酮症酸中毒，需应用胰岛素以达充分代谢控制或维持生命；针对胰岛 β 细胞的抗体如胰岛细胞抗体（ICA 抗体）、IAA、谷氨酸脱羧酶抗体（GAD）、IA–2 常为阳性；可伴其他自身免疫病，如 Graves 病、桥本氏甲状腺炎等。后者多以酮症酸中毒起病，控制后可不需胰岛素数月至数年；起病时糖化血红蛋白（ HbA1c）水平无明显增高；针对胰岛 β 细胞抗体阴性；控制后胰岛 β 细胞功能不一定明显减退。

2型糖尿病

是由遗传因素与环境因素共同作用的结果，占糖尿病总数的 90% 以上。中国人最多发的就是这种类型糖尿病。

其临床特点为中、老年起病，近年来青年人亦多见；肥胖者多见；常伴血脂紊乱及高血压；多数起病缓慢，半数无任何症状，在筛查中发现；发病初期大多数不需用胰岛素治疗。但随着病程延长，胰岛素分泌功能会不断衰退，许多人最终也常常需要注射胰岛素。

🍎 妊娠糖尿病（GDM）

妊娠糖尿病是因为女性在妊娠期间雌激素、孕激素等胰岛素的拮抗激素分泌增加，导致胰岛素绝对或相对不足所致。特指妊娠中初次发现的糖尿病（妊娠前已知有糖尿病者，则称为糖尿病合并妊娠）。临床表现为75g OGTT 中所见任何程度的糖耐量受损。产后6周需复查 OGTT，以重新确定诊断。可表现为血糖正常，也可表现为 IFG 或 IGT，或糖尿病。若复查 OGTT 表现为糖尿病时，应重新分型。肥胖症不仅容易引起2型糖尿病，同样也可引起妊娠糖尿病。

🍎 其他特殊类型

特殊类型糖尿病是一组病因比较明确或具有显著特征的糖尿病，包括继发于特殊情况的糖尿病以及与特殊疾病或综合征相关的糖尿病，其囊括了前述3类糖尿病以外所有病因引起的糖尿病。

包括 β 细胞功能的遗传缺陷所致的 MODY 糖尿病、线粒体基因突变糖尿病；胰岛素作用的遗传缺陷的 A 型胰岛素抵抗、脂肪萎缩性糖尿病等；胰腺外分泌病变（胰腺炎、创伤/胰腺切除术后、胰腺肿瘤、胰腺囊性纤维化、血色病、纤维钙化性胰腺病及其他疾病）；内分泌腺病（肢端肥大症、柯兴综合征、胰升糖素瘤、嗜铬细胞瘤、甲状腺功能亢进症、生长抑素瘤等）；药物或化学物诱导（烟酸、糖皮质激素、甲状腺激素、二氮嗪、

b–肾上腺素能激动剂、噻嗪类利尿剂、苯妥英钠、a–干扰素等）；感染（先天性风疹、巨细胞病毒感染等）；非常见型免疫介导性糖尿病；其他遗传病伴糖尿病等。

▍型糖尿病和 2 型糖尿病的鉴别要点

	1 型	2 型
发病原因	免疫与遗传	遗传与生活方式
发病年龄	青少年	中老年
发病方式	急	缓慢或无症状
体重情况	多偏瘦	多偏胖
胰岛素分泌	绝对缺乏	相对缺乏
酮症酸中毒	容易发生	不易发生
一般治疗	注射胰岛素	口服降糖药

那么，是不是青少年发生糖尿病就一定是 1 型糖尿病呢？实际上例外的情况是很多的。

12 岁小男孩，爷爷、奶奶都有糖尿病，一发病就表现为高血糖，尿糖 +++，酮体 +++，医生说需要应用胰岛素治疗。全家人都说孩子患的是 1 型糖尿病。其实他患的是 2 型糖尿病，孩子本身有糖尿病家族史，从小娇生惯养，爱吃肉，基本是以饮料代替水，所以体重严重超重，属于典型的小胖墩。因为肥胖导致胰岛素抵抗，进一步导致血糖升高，属于早发 2 型糖尿病。后来孩子经过胰岛素强化治疗，配合中医药辨证论治，一段时间后不仅胰岛素停了，而且降糖药只用很小剂量就解决问题了。

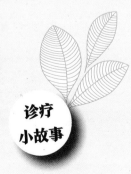

诊疗小故事

其实，单纯通过临床表现，有时还是很难区别 1 型糖尿病和 2 型糖尿病的。这种情况常常有必要进一步进行一些相关检查。如空腹及餐后 2 小时胰岛素或 C 肽检查可以了解患者体内胰岛素是绝对缺乏还是相对缺乏；各种免疫抗体的检查（如 GAD 抗体、ICA 抗体等）有利于最终鉴别是 1 型糖尿病还是 2 型糖尿病。

通过以上的介绍，我们应该明白对于糖尿病的认识绝不应局限在血糖升高上，高血糖只是糖尿病的基本表现之一，如不加以有效控制，长期糖、脂肪及蛋白质的代谢紊乱可引起多系统损害，将引起心、脑、肾、眼底、糖尿病足等多种并发症，最终危及生命。因此也有这种说法：糖尿病并不可怕，可怕的是糖尿病的并发症。

可怕的糖尿病并发症

糖尿病的并发症是导致糖尿病患者致死、致残的主要原因，分为急性并发症和慢性并发症两种类型。除此之外，糖尿病还容易并发各种感染。

 急性并发症

主要包括糖尿病酮症酸中毒和高渗性高血糖状态，以胰岛素的缺乏和高血糖为特征，严重时可见到昏迷的情况。研究显示，多数的急性并发症是停用胰岛素造成的，有的是因为存在经济问题，有的可能是由于认识不足而改用其他的非正规途径降血糖药物所致。所以得了糖尿病，规范治疗是十分重要的。

慢性并发症

慢性并发症可归为以下两大类：

微血管并发症：如糖尿病血糖长期控制不佳，导致微血管病变，可以引发糖尿病肾病、糖尿病视网膜病变、糖尿病神经病变等，从而出现蛋白尿、水肿、视力减退、手脚麻痛等症状，进一步发展可引发眼底大量出血甚至失明、慢性肾功能衰竭尿毒症等。

糖尿病神经病变，包括周围神经病变和自主神经病变，其病变范围可影响全身。而且糖尿病神经病变与糖尿病病程的长短以及血糖高低的关系并不密切，因此可以发生在疾病的各个阶段，可成为糖尿病足坏疽的发病基础，所以应给予足够重视。

医学小常识

大血管并发症：包括心脑血管并发症、周围血管并发症。若糖尿病控制不理想，血糖高、血脂异常，可以导致动脉硬化，容易引起心脑血管疾病，如引发心肌梗死、脑梗死等，轻则肢体偏瘫，甚则直接危及生命。至于糖尿病引起下肢血管的病变，又称动脉硬化闭塞症，可出现肢体冷凉、疼痛、间歇性跛行，严重者可发生足部坏疽，甚则需要截肢，可致人残废。

应该指出的是，不论是微血管还是大血管病变，目前现代医学都缺乏特效疗法。因此糖尿病一旦发展到并发症阶段，通常病情都会不断进展，患者就好像乘上了一辆单行列车，最终或快或慢地驶向致残、致死的终点。因此，糖尿病并发症的预防是关键。而预防并发症的发生、发展，不仅仅要控制好血糖，控制好血脂、血压也同样是非常重要的。同时我们还要认识到，积极治疗糖尿病的并发症固然重要，更积极地着眼于早期预防糖尿病，避免糖尿病的发生才是最重要的。2016 年《中国糖尿病防控专家共识》就明确提出："糖尿病可防可控，关键在于早防早治。"正所谓"千里之堤，溃于蚁穴"，可怕的糖尿病并发症实际上就萌芽于早期的轻视与放纵之中。"合抱之木，起于毫末"，健康长寿的幸福人生孕育在良好的日常生活习惯里面。

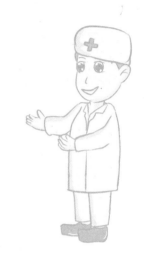

糖尿病是"富贵病""文明病"吗

提起糖尿病，人们习称其为"富贵病""文明病"。虽然糖尿病的流行的确与社会发展、生活水平提高有关，但这种称呼也恰恰反映了一种物质文明快速增长，而社会整体文化程度及保健意识却远远滞后的发展现状。流行病学调查结果表明，糖尿病患病率急剧增高的地方，往往是迅速发生从穷到富变化的地方。从这个角度来看，糖尿病是一种容易在开始富裕但富裕程度还不够，正走向文明但文明程度还不够高的地方暴发性流行的疾病。

《全球糖尿病报告》指出：在过去十年中，低收入和中等收入国家中糖尿病患病率的上升速度超过了高收入国家。以我国为例，2 型糖尿病的患病率在过去的 20 多年中呈爆炸式增长，主要原因在于不健康的生活方式，如高热量、高糖、高脂的饮食结构，久坐、疏于体力运动以及吸烟、饮酒过量等。目前，中国已经成为全世界第一糖尿病大国。

中医是如何认识糖尿病的

中医称糖尿病为"消渴病"。消渴病这个病名首先有"口渴、欲饮水，随饮随消""善消水谷"的含义，体现了糖尿病多饮多尿、多食易饥的典型症状。其次，"消"还有"火烧""消灼""消耗"的含义，揭示了"热伤气阴"是贯穿消渴病发病始终的基本病机。那么什么是"病机"呢？病机乃"病之机栝"，"机"是古代弩箭上的发射器，"栝"是箭末扣弦之处，"机栝"就是比喻事物存在的关键。因此病机可理解为引起

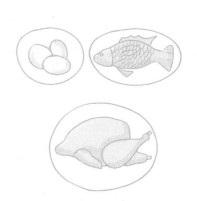

疾病发生、症状出现以及病情发展变化的关键因素。所以把握住"热伤气阴"这个关键，就能把握消渴病发生发展的规律。消渴病日久，热伤气阴，可导致人体的虚损，不仅会令人疲乏、消瘦，久病入络，络脉血瘀，更可导致多系统、多脏器的并发症。

什么是热伤气阴呢？这个"热"是邪热，表现多种多样。而热伤气阴就是指体内的诸种邪热，可以耗伤人体的正气和阴津，造成气虚、阴虚，甚至气阴两虚。而且气阴亏耗日久，阴损及阳，疾病晚期还会出现阴阳俱虚的情况。糖尿病病程中常见到的阴虚证、气阴两虚证，都是内热伤阴耗气的结果。阴阳俱虚证也是热伤气阴、阴损及阳的结果。

医学小常识

糖尿病络脉瘀结所致的多种并发症，也是在热伤气阴的基础上形成的。如此来看，这个惹祸的"邪热"可不简单。而且其在人体内有多种表现形式，如胃肠结热、脾胃湿热、肝经郁热以及瘀热、痰火等，涉及脾、胃、肝、肾等多个脏腑。

糖尿病六大病因

糖尿病的病因与发病机制是十分复杂的，现代医学至今没有完全阐明。总的来讲是遗传因素和环境因素共同参与其发病过程。

环境因素包括现代生活方式、年龄增长、病毒感染、化学毒物等，有的类型的糖尿病还与自身免疫相关。结合中医学对于糖尿病的认识，我们将其病因主要概括为体质因素、饮食失节、情志失调、劳逸过度、外感邪毒、药石所伤等六大方面。

体质因素

先天禀赋加之后天环境影响所导致的体质偏颇是引起糖尿病的重要内在因素。不同体质的人易感受的外邪不同，易患的疾病不同，患病后的临床表现也不相同，而且不同体质的人患糖尿病之后容易发生的并发症也是有区别的。现代医学也很重视糖尿病发病的遗传因素。

> 调查发现，欧美等国家白种人糖尿病的患病率为3%～10%，而生活在这些地区的印度及中国移民的患病率可达15%～20%。中国人可能属于易患糖尿病的种族。一般来说，2型糖尿病的遗传性比1型糖尿病更明显。

医学小常识

但需要指出的是，糖尿病的遗传主要是一种易患的倾向，至于是否发病以及何时发病，还与生活方式等环境因素有很大关系。糖尿病是体质因素和饮食、情志等多种环境因素长期共同作用的结果。体质因素是患糖尿病的内因和基础，而饮食、情志等环境因素则是患糖尿病的外因和条件，或者说是诱发患病的因素，外因通过内因起作用。有了内因和基础，并不意味着就一定会患糖尿病，但是这意味着这样的个体如果又有外因作用的存在就可发病。

没有糖尿病家族史的人往往缺乏对糖尿病的认识，其中不乏认为糖尿病离自己很遥远者。因为自己家族中从来没有糖尿病患者，因而就容易忽略有关糖尿病方面的自我保护，不注意饮食控制，不锻炼身体，任肥胖、高血压、血脂异常发展，结果反倒患上了糖尿病。实际上父母和家族成员没有诊断为糖尿病，这并不意味着不具备糖尿病的遗传学发病基础。原因是：一方面，以前医疗条件落后，易造成糖尿病的漏诊；另一方面，过去生活条件差，引发糖尿病的外在条件不充分，所以没有发生糖尿病。在当今社会生活条件提高、竞争压力大、体能运动不足的大环境中就很可能会发生糖尿病了。

所以说，有明确糖尿病家族史的人不必忧心忡忡，无明确糖尿病家族史者也不能掉以轻心。糖尿病是有遗传倾向的，但又是可以预防的。

 饮食失节

中医学认为，长期过饮醇酒、过食肥甘厚味、辛辣香燥、煎炸烧烤之物，可内生湿热、痰火，或造成胃肠结热，内热伤阴耗气则可以

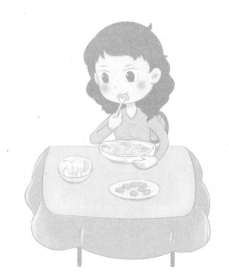

发为消渴病，也就是糖尿病。《黄帝内经·素问·奇病论》指出"此肥美之所发也，此人必数食甘美而多肥也，肥者令人内热，甘者令人中满，故其气上溢，转为消渴"，明确指出过食甘肥，酿生脾胃湿热，进一步则可以发展为糖尿病。

现实情况是，几十年来国人的饮食结构已经发生巨变，高热量、高脂肪、高蛋白的饮食结构是导致糖尿病队伍日趋壮大的重要原因。餐餐精米白面，顿顿大鱼大肉，肉、蛋、奶摄入得过多，粗粮、野菜进食得太少。相对于物质生活水平的迅速提高，人们的保健意识又相对滞后；热量摄入过剩，而运动量严重不足；加之生活节奏快，工作压力大，心理应激增加，这些因素均可诱发或加重糖尿病。不健康的生活方式直接与糖尿病发病有关，所以糖尿病又被称为"生活方式病"。

> 不健康的生活方式是导致肥胖人群增多的重要原因。而现代医学研究表明，肥胖与糖尿病有很大关系。肥胖者体内的脂肪总量增加，而脂肪细胞表面的胰岛素受体数目减少，使之对胰岛素的敏感性降低则是导致糖尿病发生的重要发病基础。

医学小常识

情志失调

中医学十分重视精神情绪因素在糖尿病发生、发展过程中的作用。"肝主情志"，长期过度的精神紧张、情志不畅可以导致肝气郁结，气郁日久则化火；或平日劳心竭虑、营谋强思，是乃阳气过用，五志化火，心火内燃，邪热消灼阴津，耗伤正气，即可发为消渴病。清代名医叶天士在《临证指南医案·三消》中指出"心境愁郁，内火自燃，乃消症大病"，说明不良情绪因素可成为糖尿病的致病原因。

现代医学也认为糖尿病是临床常见的心身疾病，不良精神刺激可以导致体内神经内分泌功能紊乱，导致有升高血糖效应的激素（如肾上腺素、胰高血糖素）增加，引起血糖波动。有学者认为，之所以我国25岁至50岁人群中糖尿病患者人数急剧增加，除了与饮食习惯有关外，恐怕还与这一人群所面对的激烈的社会竞争、复杂的人际关系以及不断增加的工作和生活压力有关。在临床诊疗中我们也观察到，睡眠不好、抑郁悲观等因素都可能影响到血糖的控制，引起血糖的波动。这种情况下，中医选用黄连温胆汤、黄连阿胶汤、清心莲子饮等方药改善患者的睡眠，常常可取得不降糖而血糖自降的效果。

劳逸失度

中医学有"年过四十，阴气自半"之说，意思是说随着年龄的增加，人体生理机能和生命存在的物质基础就会逐渐衰退，并成为多种疾病发病的基础。这种情况下，如果再加之劳倦过度，必然对健康产生不良影响，比如脑力劳动者劳心太过，则暗

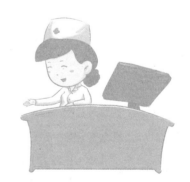

耗阴血；再如性生活不节制，更伤肾精。所谓"火因水竭而益烈，水因火烈而益干"，故可发为消渴病。而运动量太少，久坐、久卧，中医认为这会影响气血运行，可导致气血瘀滞，或内生痰湿，阻滞气机，日久则气滞、血瘀、痰湿化热，伤阴耗气，也会成为糖尿病的发病基础。

现代研究发现，随着人体的老化，胰岛分泌功能逐渐衰退。因此老年人是糖尿病的高发人群。新中国成立前，我国人均寿命不过30多岁，而目前人均寿命已逾七十岁。人口老龄化无疑是我国糖尿病患者剧增的另一个重要原因。同时，糖尿病在我国还有明显的年轻化倾向。临床上经常可以看到15岁左右的小胖孩出现早发2型糖尿病，甚至发生脑梗死的情况，难免让人唏嘘不已。

外感邪毒

中医学认为外感邪毒也是糖尿病的发病原因之一。《黄帝内经·灵枢·五变》指出"百病皆生于风"，宋代朱瑞章《卫生家宝》更明确指出消渴病为"风毒气"所伤。这里的"风""风毒"是能导致感冒的一类外感病邪的总称。风热外犯或外感温热毒邪可直接伤阴，成为消渴病发病的基础。

这种外感邪毒类似于现代医学之病毒感染，主要见于1型糖尿病发病过程中，欧洲相对多见，常常是冬春季发病。因为病毒感染，人体免疫系统会发生一系列免疫反应，损害到胰岛 β 细胞，直接影响其分泌胰岛素的功能，就会引发糖尿病。当然，2型糖尿病患者如果遇到呼吸道感染等，也常会导致病情波动，血糖控制难度加大，甚至诱发糖尿病酮症等急性并发症，必须住院采用小剂量胰岛素持续静脉输液抢救。

 药石所伤

药石所伤主要是指化学药物损伤，由于药物原因导致的糖尿病在现代称为"药源性糖尿病"。在古代，达官贵人常喜服用"芳草石药"以求滋补强壮，与现代人盲目推崇保健品如出一辙。魏晋时代，还有文人雅士服石之风，盛行服用"五石散"之类。这些滋补、壮阳之药性多燥烈，虽可逞能一时，但极易伤阴劫液，可以诱导消渴病的发生。对此，《黄帝内经·素问·腹中论》就有论及，唐代名医孙思邈在《千金方》中更是谆谆教诲，深情劝诫。

现代社会，虽然已少有人服用"五石散"，但化学药物引起的药源性疾病却是十分多见的。经常有风湿类疾病、肾病综合征和哮喘患者因长期应用类固醇激素等，导致药物性高血糖者。再如噻嗪类利尿药双氢克尿噻、β－受体阻滞剂心得安等，都可以导致机体葡萄糖耐量减退，从而成为糖尿病发病的基础。因此即使在今天，强调糖尿病药石所伤之病因，仍然是有其实际意义的。

管理糖尿病的"五驾马车"

现代医学认为，糖尿病的病因和发病机制尚未完全被阐明，因此目前尚缺乏针对病因的治疗手段。当然这并不是说糖尿病不可治。目前，随着糖尿病治疗观念的不断进步，糖尿病的控制已经从传统意义上的"治疗"转变为"系统管理"。

一般来说，糖尿病管理要遵循早期和长期、积极和理性、综合治疗和全面达标、治疗措施个体化等原则。糖尿病的综合管理要求把握五个要点，这五个要点被学者形象地称为"五驾马车"，分别包括糖尿病教育、医学营养治疗、运动治疗、血糖监测和药物治疗。

医学小常识

　　糖尿病健康教育是重要的基础管理措施，决定着糖尿病管理的成败；医学营养治疗也是基础管理措施，对此项治疗的依从性决定了患者是否能达到理想的代谢控制；运动治疗亦在糖尿病管理中占有重要地位，尤其是对肥胖的 2 型糖尿病患者；而通过对血糖等指标的监测，可以反馈其他管理措施的实施情况，是调整临床治疗方案的依据。当然，当饮食和运动管理不能使血糖达标时，就要及时地应用药物治疗。

　　在这"五驾马车"中，我们可以看到，药物治疗是排在最后一位的，因此可以将其理解为糖尿病管理中的最后一道防线。所以，要坚守自我生命健康的阵地，首先要努力巩固好非药物治疗的防线。如果其他的管理措施无效，就要遵从医嘱，规律地服用药物。糖尿病的管理是一项医生和患者配合的综合措施，不是服用药物就可以高枕无忧的。良好的糖尿病管理，需要医患长时间地共同努力，尤其依赖于患者对于既往不良生活方式的深刻反思和彻底摒弃，对于健康生活方式的理解、认可和终身奉行。

 # 糖尿病口服药物

目前最常用的口服降糖药大概可分为五类，包括磺脲类降糖药、格列奈类降糖药、α-葡萄糖苷酶抑制剂、双胍类降糖药、噻唑烷二酮类降糖药等。

 ## 磺脲类降糖药

这类药物又包括格列本脲、格列吡嗪、格列齐特、格列喹酮、格列美脲等，主要是通过刺激胰岛细胞分泌胰岛素起到降低血糖的作用，既能降低餐后血糖，也能降低空腹血糖。由于这类药物降糖作用相对较强，所以容易发生低血糖，要求餐前半小时服药。由于该类药物是通过刺激胰岛细胞努力分泌胰岛素而起到降糖作用，所以容易发生继发性失效。也就是说，随着用药时间的延长，降糖疗效逐渐降低，因此也常有人描述该类药物是"鞭打瘦牛"，可能会加速胰岛细胞的功能衰竭。但总的来说，磺脲类药物降糖作用还是很不错的，一般比较适合于消瘦的 2 型糖尿病患者。

 ## 格列奈类降糖药

这类药物包括瑞格列奈、那格列奈等，也是通过刺激胰岛素分泌而起到降糖作用。其作用特点是起效特别快，对餐后 30 分钟至 1 小时血糖升高者最合适；进餐时服药即可，所以被称为餐时血糖调节剂；"进餐服药，不进餐不服药"，非常方便。由于是胰岛素促分泌剂，所以也常有低血糖反应，并可能增加心血管事件。妊娠和哺乳期妇女及严重肝功能不全者应当慎用。

α-葡萄糖苷酶抑制剂

这类药包括阿卡波糖、伏格列波糖，主要是通过可逆性地抑制小肠绒毛上的多种 α-葡萄糖苷酶的活性，竞争性抑制蔗糖与蔗糖酶的结合，延缓蔗糖的葡萄糖和果糖的转化，所以能降低餐后血糖。主要适合于糖尿病以餐后血糖高为特点者，可以与其他降糖药或胰岛素同用。该药不伤肾，但常使人有一定胃肠道反应，可表现为腹胀、排气和大便次数增多等。每日 3 次，吃主食时与第一口饭咀嚼同服。

双胍类降糖药

这类药物最常用的就是二甲双胍，其作用机制是通过提高周围组织对胰岛素反应的敏感性，增强组织对葡萄糖的利用而起到降糖作用，兼能减肥。单独应用不会引起低血糖，最适合于以胰岛素抵抗为病因的

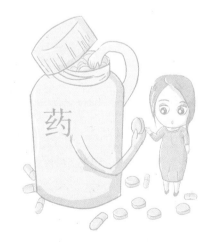

肥胖 2 型糖尿病患者。由于比较容易引起胃肠道反应，使人出现厌食、恶心、呕吐、腹胀、腹泻等症状，所以一般要求饭后服药。

🍎 噻唑烷二酮类降糖药

又称胰岛素增敏剂，包括吡格列酮等。主要是通过减轻高血糖和高胰岛素血症患者的胰岛素抵抗而起到降糖作用。主要适用于 2 型糖尿病患者。一般不会引起低血糖，但有报道说其可能使部分患者出现肝功能异常和水肿，甚至使心血管事件增多。患者本身如存在心衰，则不宜选用。近些年又出现一些新型口服降糖药，如捷诺维等，目前应用也越来越多。

分清体质
降血糖

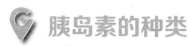

胰岛素的种类

胰岛素种类繁多，根据作用时间来分类比较有实际意义。其具体分类、作用时间、疗效、使用时间等问题详见下页表格。

另外，为了适应糖尿病患者病情的具体需要，将短效制剂和中效制剂按不同比例进行混合者称为预混胰岛素。例如：诺和灵 30R 是 30% 的短效胰岛素与 70% 的中效胰岛素混合，诺和灵 50R 是 50% 的短效胰岛素和 50% 的中效胰岛素混合。一般在早餐前和晚餐前进行皮下注射。

还有胰岛素类似物，又称超短效胰岛素类似物，如门冬胰岛素等，起效时间仅数分钟，达峰时间也短，所以也是主要用于控制餐后血糖。一般在三餐前即时皮下注射即可。

名称（别称）	作用时间	疗 效	使用时间
短效胰岛素（速效胰岛素、普通胰岛素）	皮下注射后的起效时间为 20~30 分钟，作用高峰为 2~4 小时，持续时间为 5~8 小时	主要用于控制餐后血糖	一般在三餐前 30 分钟进行皮下注射
中效胰岛素（低精蛋白锌胰岛素）	起效时间为 1.5~4 小时，作用高峰为 6~10 小时，持续时间半天，12~14 小时	能控制半天时间内的基础血糖、餐前血糖	一般在早晨或晚睡前进行皮下注射
长效胰岛素（精蛋白锌胰岛素）	起效时间为 3~4 小时，作用高峰为 14~20 小时，持续时间 24~36 小时	能控制一整天的基础血糖、餐前血糖	一般在早晨或晚睡前进行皮下注射

胰岛素的用法与用量

选择短效胰岛素、中效胰岛素还是预混胰岛素，用多大剂量，主要应该根据具体病情而定。所以拥有一台血糖仪，监测 7 次血糖（早、中、晚三餐前血糖和三餐后 2 小时血糖，以及睡前血糖），是非常必要的。

一般来说，三餐前及睡前血糖高，主要可以通过增加中效和长效胰岛素用量解决；早晨空腹血糖高，可以在晚睡前加用中效胰岛素，或提高睡前所用中效胰岛素用量；午餐前、晚餐前和睡前血糖高，可以在早餐前加用中效胰岛素，或提高早餐前加用中效胰岛素剂量；三餐前和睡前血糖都高，可以在早餐前或晚睡前加用长效胰岛素，或提高一日所用长效胰岛素用量。

三餐前或睡前血糖基本正常后，则可以通过调整餐前短效胰岛素，或超短效胰岛素类似物用量，解决餐后高血糖问题。早餐后血糖高，则加大早餐前短效胰岛素，或超短效胰岛素类似物用量；午餐后血糖高，就加大午餐前短效胰岛素，或超短效胰岛素类似物用量；晚餐后血糖高，就加大晚餐前短效胰岛素，或超短效胰岛素类似物用量。

专家提示

发生低血糖怎么办

一旦发生低血糖反应，出现心慌、头晕、汗出、乏力、严重的饥饿感，就应该立刻进食糖水、水果以及含碳水化合物较多的食物。必要时应与医生联系，通过静脉注射葡萄糖，防止因低血糖引起脑水肿，或诱发心脑血管疾病。

无论是短效胰岛素，还是中长效胰岛素，用量都应该从小剂量谨慎用起。早、中、晚三餐前短效胰岛素分配比例可以从早

10u、中 8u、晚 8u 开始用起，早餐前或睡前中长效胰岛素用量可以从 4u 用起。在调整剂量过程中，始终应该根据三餐前和睡前血糖监测情况，逐渐增加剂量，谨防低血糖发生。

　　应该指出的是，高血糖对人体的损害是一个长期而缓慢的过程，而低血糖对人体的损害则是立竿见影。专家认为发生一次低血糖，就可能使您长期控制血糖的所有成果化为乌有！所以糖尿病患者的降糖治疗实在是"过犹不及"！

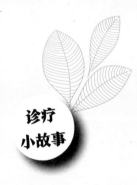

　　曾见河北省邯郸市棉纺厂有一位老工人患 2 型糖尿病，口服降糖药后血糖控制不满意，就改用胰岛素治疗。但患者改用胰岛素后，没有注意经常监测餐前、餐后血糖，而且吃饭也做不到定时定量进餐，饥一顿，饱一顿，所以经常有低血糖发生。有一次他在夜间发生低血糖，第二天早上被家人发现时已昏迷不醒，发生了严重的脑水肿。虽经抢救保住了性命，但脑功能受到了不可逆损伤，几乎成了傻子。后来服用中药地黄饮子加减方，配合针灸治疗，几个月后病情才逐渐好转，教训十分深刻。

诊疗
小故事

 ## 胰岛素，用还是不用

　　如果已经是 1 型糖尿病患者，长期注射胰岛素是必需的。俗话说得好："既来之，则安之。"我们应该理智地认识到这个现

实情况。虽然不幸患病，需要长期打针，但我们可以换一个角度来看待这个问题：能够有胰岛素这项治疗措施来维持生命是很幸运的，要感谢有人发明了这种治疗方法，所以干脆就把自己理解为打胰岛素的健康人好了。事实上，糖尿病患者中就有一边打着针，一边生活、学习、工作，最终成为行业翘楚，成为选美冠军，成为运动健将甚至奥运冠军的人。

专家提示

1型糖尿病离不开胰岛素

患上1型糖尿病，您就等于与胰岛素结了缘，就必须与胰岛素结成终身伴侣。在这种情况下，只要我们加深对胰岛素的理解，充分发挥好胰岛素降低血糖的作用，自己的身体就会获得最大收益。

因此，每一位糖尿病病友，都应该勇于成为自我治疗的主角，真正掌握在不同情况下调整胰岛素用法、用量的方法，在自我调治实践中，最终找出适合自己的治疗方案。要注意做好记录，仔细分析，并与医生、护士交朋友，以便于随时向他们请教。我们相信，只要您掌握好胰岛素调整原则，自己也完全可以大胆尝试，找到最适合自己的胰岛素用法、用量。最坏的情况，不过是调整之后引起低血糖或血糖升高，但您如果知道了这些情况的处理方法，又有什么可怕的呢？最关键的是在不断尝试中，逐渐成为管理自己疾病的专家。

血糖控制良好，并发症的危险就会降低，1型糖尿病患者照样也可能长寿，照样也可以活得很精彩。事实上，糖尿病患者中不乏长寿者，甚至还有打着胰岛素活到百岁以上者。

而2型糖尿病存在一个不断进展的自然病程，实际是一个胰岛素抵抗持续存在，而胰岛细胞功能不断趋于衰竭的过程。所以，早期通过饮食、运动和心理调理就能使血糖保持正常。但随着病情的发展，胰岛细胞功能日趋恶化，最终必然还是要用到胰岛素。临床上，实际情况也确实如此。有许多患者初患糖尿病时，控制饮食或服用二甲双胍一种药物就能使血糖控制良好，但患病时间久了，血糖控制效果就不明显了，往往需要两三种药物联合应用；甚至有时多种药联合应用，血糖还是控制不好。这种情况就需要接受胰岛素治疗了。

专家提示

2型糖尿病需要胰岛素

2型糖尿病需要用胰岛素的情况是很多的，过去将2型糖尿病称为"非胰岛素依赖性糖尿病"，似乎2型糖尿病不需要注射胰岛素，这对患者来说实际上是一种误导。

但是，2型糖尿病由生活方式干预到必须要接受胰岛素治疗，这个自然病程究竟需要多长时间，在不同的人身上肯定是不一样的。所以自然规律虽然不能更改，但我们每一个人都可以通过自己的努力，延缓胰岛细胞功能衰退的速度，延缓糖尿病的病理进程。

延缓糖尿病的病理进程要做到以下三点：

★长期保持良好的生活方式。

★合理应用口服降糖药。

★早期接受中医药治疗措施。

在实际操作中，对于初次诊断的 2 型糖尿病患者，我们首先都要对患者进行科普教育，教会大家如何控制饮食，如何运动锻炼，如何进行心理调适。如果血糖难以控制则首先采用中医药治疗。积极、规范地进行中医药辨证论治，3 个月左右许多患者的血糖就可以得到良好控制，甚至有的患者可能摆脱长期吃药。

当然，如果经过 3 个月生活方式干预加中药规范治疗，血糖仍然得不到理想的控制，就可以加用西药。具体加用方法如下。

血糖高不突出、体形肥胖者，首选二甲双胍；

体形偏瘦且无心衰者，可用噻唑烷二酮；

血糖高突出、体形消瘦者，首选磺脲类降糖药；

餐后血糖高者，首选葡萄糖苷酶抑制剂；

以餐后半小时血糖高为特点者，可用格列奈类降糖药；

病程久，胰岛素和 C 肽检查提示胰岛素分泌功能很差，多种口服降糖药疗效不好者，需要应用胰岛素。

目前还有一些观点，主张及早应用胰岛素，甚至在 2 型糖尿病初次诊断时就用强化胰岛素治疗。临床观察发现，其确实有利于胰岛素分泌功能的恢复。对初发 2 型糖尿病患者来说，这也是一种选择。我们临床常用强化胰岛素疗法配合中药糖宁系列方治疗早期糖尿病患者，实践证明，有 30% 以上的初发 2 型糖尿病患者经过治疗后可以避免长期服用口服降糖药。

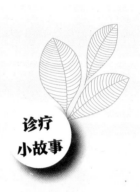

诊疗
小故事

有一位山西老板，初发病时已经发生糖尿病酮症，打上胰岛素后，中药汤剂配合清补糖宁胶囊治疗，结果不仅停了胰岛素，而且血糖长期稳定在正常范围。

第二章　了解自我和体质

在日常生活中，我们一定都有过如下体验：有的人形体壮实，能吃能睡，看起来无牵无挂；而有的人形瘦体弱，多思多虑，总爱杞人忧天。有的人好几年都不感冒，有的人一受凉就感冒；而同样是普通的受凉感冒，有的人常出现咳嗽等呼吸道症状，有的人则出现腹泻等胃肠道不适……这是什么原因呢？其实就是因为各人体质不同。

此正所谓"百姓日用而不知"。普通老百姓只知道存在这种差异，但很少有人仔细思考过为什么会存在这种差异。其实，对于这个问题，我们中医学自古就有论述。长期以来，古人非常重视体质因素在疾病发生和发展中的作用。所以要想不得病，就要了解自我；而要了解自我，就必须从了解体质开始。

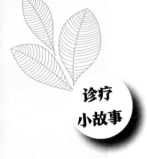

曾在门诊给一对老夫妻看过病，两位老人已经结婚近六十年，却长期分房间居住。原因是老先生素体脾胃阳虚，平时特别怕冷，稍不注意，一受凉或一进食水果，就会腹胀腹泻；而老太太素体肝火盛，性格急躁，平时特别怕热，常常自觉烦热，一不高兴就会头痛、头晕、耳鸣、失眠。到了炎热的夏季，老太太怕热，就会把空调冷气开得很足，老先生怕冷，自然就受不了。实在没有办法，两个人只能分开住。

 ## 树木有坚脆之别，人群有体质差异

为什么一个家庭的俩夫妻，怕冷、怕热的感觉相差那么大呢？这就是因为体质不一样。体质不一样，阳气的盛衰情况就不一样，阳气盛、火力壮者自然就不怕冷；阳气虚、火力不足者自然就怕冷，喜欢温暖。俗话说"傻小子睡凉炕，就靠火力壮"，这个"火力壮"实际上就是中医学所谓的"阳气盛"。

事实上，体质不一样，不仅寒热喜好不一样，容易发生的疾病往往也不一样。比如同样是人到中年，或迫于工作的压力，或有不良嗜好，每日大鱼大肉，烟酒不离口，有的人可以发生胃炎，表现为上腹部胀痛满闷、烧心泛酸等；有的人则可以发生糖尿病或痛风，表现为口渴多饮、多尿、乏力，或关节红肿疼痛等。

医学小常识

中医学奠基之作《黄帝内经》对体质多有论述。《灵枢·五变篇》曾以匠人伐木进行比喻，认为就如树木存在坚脆的不同一样，人也存在不同的体质。而不同体质的人，易感外邪不同，易患疾病不同。

东汉年间，医圣张仲景《伤寒论》更有"病有发热恶寒者，发于阳也，无热恶寒者，发于阴也"的论述；日本人丹波元坚《伤寒论辑义》指出：此"阴""阳"是体质的概念。这句话的含义是，阴盛的体质，阳气虚，感受外邪后，无热恶寒；而阳盛的体质，阳气盛，感受外邪后，发热恶寒。

清代名医叶天士、薛生白很重视体质在疾病转归中的作用。如薛氏论述湿温病的传变，就有"实则随阳化从燥化而归阳明，虚则随阴化从湿化而归太阴"的论述。

清人章虚谷在《医门棒喝》中明确指出"邪之阴阳，随人身之阴阳而变也"，认为六气之邪有阴阳的不同，外邪伤人，又随着体质的阴阳、强弱变化而为病。这就是所谓体质"从化"理论，强调病情常随体质而变化，病邪伤人，从体质而化，因体质而成不同疾病，因发病而成不同证候，并表现为相应的症状及舌脉。

那人群中为什么会存在不同体质呢？其原因是在生理情况下，人群不同个体的脏腑功能都存在不平衡，气血、阴阳盛衰情况也存在着很大差异。比如有的人素体胃火较盛，所以食欲好，容易大便干。有的人素体脾胃虚弱，所以食欲差，容易腹泻。有的人素体肝火旺，因此性情急躁，容易发生高血压。有的人平素容易气郁，故而性格抑郁，悲观敏感，常常不由自主地叹气，容易患抑郁症；如果是女性，更常见乳腺疾病、甲状腺病，或可伴有月经不调。体质的形成与先天遗传因素以及后天的饮食、情绪、劳逸程度等因素皆有密切关系。也就是说，体质既以父母遗传基因为基础，同时又受生活环境因素影响。如常食辛辣，就容易导致胃火盛；久嗜寒凉，就容易造成脾虚。

其实，正因为人群中不同个体的体质存在差异，所以日常养生防病和临床治疗的方法也就应当有所区别，这在中医学中被称为"因人制宜"。《黄帝内经·灵枢·终始篇》指出"凡刺之法，必察其形气"，讲的是进行针刺治疗的时候，首先要做的是观察病人的体形和神气状态，依此来决定针刺的具体方法。再如《黄帝内经·灵枢·逆顺肥瘦篇》中讲

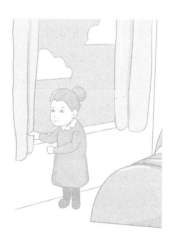

"年质壮大……刺此者，深而留之，此肥人也……瘦人者……刺此者，浅而疾之"，就是在强调体质不同，针刺之时，深刺、浅刺等刺法的选择也应该不同。其实不光是针刺，服用药物也应该在辨体质的基础上辨病辨证，选方用药。

体质分类方法多，"三阴三阳"钤百病

体质的分类方法有不少，一般可以根据脏腑功能的强弱，或人体气血、阴阳的偏颇来进行划分。《黄帝内经·灵枢·阴阳二十五人篇》就有"五行体质"的分类方法，根据人体五脏功能不平衡的情况，把人划分为木、火、土、金、水五类不同体质。《黄帝内经·灵枢·通天篇》则以阴阳学说为指导，把人群体质划分为太阴、少阴、太阳、少阳及阴阳和平五大类。

其实，中医学还有一种"三阴三阳"体质分类的方法，此分类方法来源于医圣张仲景的《伤寒论》。

三阴三阳

医 学 小常识

"三阴三阳"是古人基于"以外观内"的"黑箱"方法，以阴阳学说为指导，在"道生一，一生二，二生三，三生万物"的哲学思想指导下，对人体生理功能所作的一种系统划分；是人体以太阳、阳明、少阳、太阴、少阴和厥阴来命名的六大生理系统。

至于对人体生理功能的系统划分，我们最熟悉的就是心、肝、脾、肺、肾之五脏系统，此"三阴三阳"六系统与五脏系统既有区别又有联系。那么"三阴三阳"六大生理系统在人体中各有怎样的作用呢？"三阴三阳"六个生理系统与脏腑、经络又有什么关系呢？这些问题请参看下表。

系统名称	生理功能	相关脏腑和经络
太阳系统	抵御外邪，调和营卫，维持体温，控制出汗	肺、督脉和足太阳膀胱经络
阳明系统	通降胃肠，传导化物，使大便正常排泄	胃、肠
少阳系统	调节情志，生发阳气，疏利气机，使人心情舒畅、气机调达	肝、胆
太阴系统	运化脾胃，化生并输布水谷精微，使人体运化受纳及升降功能正常	脾胃、大小肠
少阴系统	固秘阴阳，交通水火，使人体阴平阳秘，水火相济，睡眠如常，精力充沛	心、肾
厥阴系统	控制情绪，潜藏阳气，平衡气机	肝、肾、脾胃

应该指出的是，就像人有高矮、胖瘦的差别一样，"三阴三阳"六个生理系统在不同人身上存在着功能的不平衡，这就决定了人群体质相应地也可表现为三阴三阳六个类型，即太阳体质、阳明体质、少阳体质、太阴体质、少阴体质、厥阴体质。临床上出于"三分法"的思路，对三阴三阳六类体质进一步分类。每一种体

质根据机体正气强弱和阴阳偏差，又可分为甲、乙、丙三种亚型，总共分为十八类体质。不同体质的人在脏腑生理机能、性格、疾病易感性等多方面都存在差异。

观察发现，"三阴三阳"不同体质者可因外邪侵袭、情志失调、饮食失节、劳倦内伤等而发病，由于"从化"的机转，很容易表现为相应的三阴三阳六系统病变。当然，因为三阴三阳六系统在生理情况下存在联系，所以病理情况下，三阴三阳六系统病变在一定条件下自然也可以互相转变。

"三阴三阳"十八类体质及代表人物

太阳体质

太阳体质之人，具体又可分为甲型（卫阳充实）、乙型（卫阳不足）、丙型（卫阳太过）三类。一般不容易患糖尿病，容易患呼吸系统疾病、免疫病（如过敏性疾病）等。感受外邪后容易发生太阳系统病变而表现为恶寒发热、头项强痛、汗出异常、鼻塞、咳喘等。

太阳甲型：如三国蜀将赵云，体质壮实，腠理致密，平素较少出汗，卫阳充实，机体抗邪能力较强；感受外邪后易表现为恶寒无汗、头身疼痛、发热等太阳病伤寒表实证，即麻黄汤证。

太阳乙型：体质虚弱，腠理疏松，卫阳不足，平素汗出较多，容易感冒；感受外邪后易表现为发热恶风、时时汗出等太阳病中风表虚证，即桂枝汤证。易感儿、过敏体质者常属于此类体质。

太阳丙型：多见于青少年，阳气过盛，或素有内热；感受外邪后易表现为发热、恶热、咽痛、咳嗽等太阳病温病、风温表热证，即银翘散证。许多小孩总爱感冒，一感冒就发高热，甚至发生肺炎者，就属于这一类。

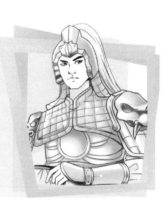

赵云

· 太阳体质代表人物
· 体格壮实，体内阴阳比较平衡
· 属于比较健康的一类人
· 一般不容易患糖尿病

 阳明体质

阳明体质之人，具体又可分为甲型（胃阳亢盛）、乙型（胃热阴虚）、丙型（胃寒气实）三类。最容易发生糖尿病，患病易表现为阳明系统病变，如烦热、多食、大便难，进一步可发生糖尿病胃肠病变、糖尿病脑病、糖尿病肾病等。

阳明甲型：如三国蜀将关羽，体格壮实，肌肉丰满，胃肠消化功能好，食欲亢进，平素能吃能睡，工作效率高，喜凉饮，不喜过冬；发病易出现烦热、大便干结不通、腹痛腹胀等阳明腑实证，即所谓"正阳阳明""胃家实"之承气汤证。

阳明乙型：体格比甲型弱，体形比甲型瘦一些，食欲较好，有大便干的倾向。发病易表现为烦热、口渴、大便干结、小便多之脾约证，即所谓"太阳阳明"之麻子仁丸证。老年人、习惯性便秘者常属于这类体质。

阳明丙型：体质尚壮实，食欲好，有便秘倾向，但平素畏寒，不喜生冷饮食。发病易表现为胃寒实证，如怕冷、腹满、大便不通等，即大黄附子汤证、吴茱萸汤证等。

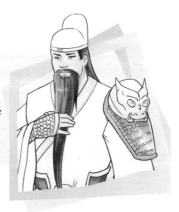

吴羽

· 阳明体质代表人物
· 能吃、能睡、能干，体壮
· 最容易得糖尿病

 少阳体质

少阳体质之人，具体又可分为甲型（气虚气郁）、乙型（肝胆郁热）、丙型（肝胃郁热）三类。少阳体质以女性多见，一般性喜抑郁，多愁善感。可以发生糖尿病，患病易表现为少阳系统病变，如情志不舒、胸胁苦满、口苦咽干，进一步可发生糖尿病视网膜病变、糖尿病性胃轻瘫、月经不调等。

少阳甲型：如《红楼梦》之林黛玉，体质虚弱，体力不足，性情忧郁悲观；发病易表现为胸胁胀满、情志抑郁、疲乏无力、腹胀腹泻、月经不调等证，即后世的逍遥散证。

少阳乙型：体质比甲型稍好，体力尚可，平素性喜抑郁；发病易表现为胸胁胀满、往来寒热、恶心欲吐、食欲差、精神不爽之小柴胡汤证。

少阳丙型：体质较强，体力较好，或素有内热，喜生气；发病易表现为胃部胀痛，往来寒热，大便干结之大柴胡汤证。

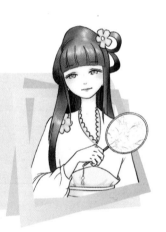

林黛玉

· 少阳体质代表人物
· 多见于女性
· 体质较弱，性格悲观
· 可患糖尿病

太阴体质

太阴体质之人，具体又可分为甲型（脾气虚）、乙型（脾阳虚）、丙型（脾虚湿阻）三类。平素体质相对虚弱，消化功能较差，食欲差，有腹泻倾向，消瘦或虚胖，面色黄。也有发生糖尿病者，临床上患病易表现为太阴系统病变，如脘腹胀满、食少纳呆、腹痛腹泻、倦怠乏力，进一步可发生糖尿病胃肠自主神经紊乱、糖尿病心脏病、糖尿病性腹泻等。

太阴甲型：体质虚弱，体力不足，进食生冷油腻则有腹泻倾向；发病易表现为腹满胀痛、呕吐、腹泻等，即后世参苓白术散证。

太阴乙型：体质虚弱，体力不足，平素畏寒，四肢不温，大便溏稀；发病易表现为理中汤证。

太阴丙型：如三国之刘备，体质较弱，体形虚胖，或素有痰湿；发病易表现为头重、肢体沉重、脘腹胀满、口中黏腻、大便不爽等证，即后世平胃散证、胃苓汤证等。

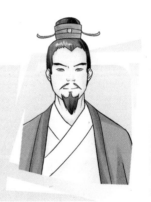

刘备

- 太阴体质代表人物
- 脾胃虚弱，食欲差，面色姜黄，消瘦或虚胖
- 可患糖尿病

 少阴体质

少阴体质之人，具体又可分为甲型（心肾阳虚）、乙型（心肾阴虚）、丙型（阴阳俱虚）三类。比较容易发生糖尿病，患病易表现为少阴系统病变，如心烦失眠、腰膝酸软、小便异常、性功能障碍，进一步可发生糖尿病性心脏病、糖尿病肾病、糖尿病阳痿等。

少阴甲型：体质虚弱，平素畏寒，腰膝酸冷，性功能减退；发病易表现为阳衰证、少阴寒化证，即四逆汤证、真武汤证、附子汤证等。许多老年男性常畏寒肢冷，小便频多、滴沥不净，就属于这类体质。

少阴乙型：如三国之诸葛亮，平素体虚，体形瘦长，善思，有失眠倾向，性功能虚性亢奋；发病容易表现为少阴阴虚火旺证、少阴热化证，如心烦失眠、咽干口渴、小便不利等，即黄连阿胶汤证、猪苓汤证等。许多脑力劳动者，尤其是 2 型糖尿病瘦型患者常见此类型体质。

少阴丙型：体质虚弱，体力不足，神疲气短，易冷易热；发病易表现为阴阳俱虚证，甚至阴阳两脱险证，即肾气丸证、参附龙牡汤证等。

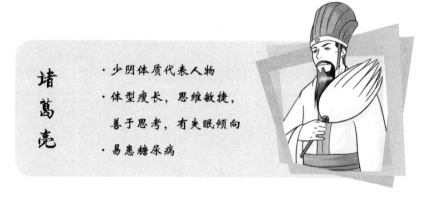

诸葛亮

· 少阴体质代表人物
· 体型瘦长，思维敏捷，善于思考，有失眠倾向
· 易患糖尿病

厥阴体质

厥阴体质之人，具体又可分为甲型（阳亢）、乙型（阴虚阳亢）、丙型（虚阳亢奋）三类。平素性急易怒，不善于控制情绪，

发病易表现为厥阴系统病变，如急躁易怒、头晕头痛，甚至呕血、飧（sūn）泄，比较容易发生糖尿病合并高血压，进一步可发生糖尿病视网膜病变、糖尿病性脑血管病变、糖尿病肾病等。

厥阴甲型：如三国蜀将张飞，体质壮实，性急易怒，控制情绪的能力较差；发病易表现为头晕目眩、头胀头痛，或胃脘灼热疼痛、自觉气上撞心等证，可表现为镇肝熄风汤证或经验方百合丹参饮证。

厥阴乙型：体质较虚，体力相对不足，平素易怒；发病易表现为咽干口燥、头晕眼花、耳鸣、烘热汗出、失眠健忘、腰膝酸软等证，即建瓴汤证、天麻钩藤饮证。

厥阴丙型：体质虚弱，体力严重不足，神疲乏力，性急易怒；发病易表现为头晕眼花、虚烦不宁、头痛耳鸣、腰膝酸冷，甚至出现面红如妆、时时汗出、四肢厥冷等危证，即后世潜阳汤证等。

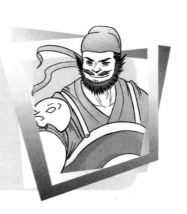

张飞

· 厥阴体质代表人物
· 性急易怒，肝火旺
· 较易发生糖尿病合并高血压

三阴三阳体质经验判断法，您属于哪类体质

三阴三阳体质经验判断的具体过程包括以下几个步骤。

第 1 步 根据性格特点，分辨是少阳体质，还是厥阴体质。

如果性格内向，爱生闷气，属于少阳体质。

如果性格急躁，容易发怒，属于厥阴体质。

第 2 步 属少阳体质者，根据体格强弱、怕冷怕热、食欲、大便情况等，进一步分辨是少阳甲型、乙型体质，还是少阳丙型体质。体质判断结束。

少阳甲型体质：体格较弱，平素比较怕冷，食欲比较差，大便偏稀，则为少阳甲型体质，即少阳肝郁脾虚体质。

少阳丙型体质：体格较壮，平素比较怕热，食欲比较好，大便偏干，则为少阳丙型体质，即少阳肝胃郁热体质。

少阳乙型体质：介于少阳甲型、丙型之间，体格一般，平素怕冷、怕热不明显，食欲一般，大便不干不稀或时干时稀，则为少阳乙型体质，即少阳肝胆气郁体质。

第 3 步 属厥阴体质者，根据体质强弱、怕冷怕热、精神情况等，进一步分辨是厥阴甲型、乙型体质，还是厥阴丙型体质。体质判断结束。

厥阴甲型体质：体格壮实，平素怕热，精力充沛，则为厥阴

甲型体质，即厥阴肝旺阳亢体质。

厥阴乙型体质：体力较弱，平素怕热，精力尚可，或有咽干、腰膝酸软、小便黄者，则为厥阴乙型体质，即厥阴肝旺阴虚体质。

厥阴丙型体质：体格较弱，平素怕冷，或既怕冷又怕热，精力不足，或腰膝酸冷、小便清长者，则为厥阴丙型体质，即厥阴肝旺阳虚体质。

第4步 非少阳体质、厥阴体质者，根据食欲好坏，大便偏干或偏稀等，进一步分辨是太阴体质，还是阳明体质。

体格比较弱，食欲较差，大便偏稀，属于太阴体质。

体格比较强壮，食欲亢进，大便偏干，属于阳明体质。

第5步 属太阴体质者，根据体形胖瘦以及怕冷的程度，进一步分辨是太阴甲型、乙型体质，还是太阴丙型体质。体质判断结束。

太阴甲型体质：体形较瘦或一般，比较怕冷，则为太阴甲型体质，即太阴脾胃气虚体质。

太阴乙型体质：体形较瘦或一般，明显怕冷，则为太阴乙型体质，即太阴脾胃阳虚体质。

太阴丙型体质：体形偏胖，无明显怕冷，则为太阴丙型体质，即太阴脾胃虚兼湿滞体质。

第6步 属阳明体质者，根据体格强弱、怕冷怕热等，进一步分辨是阳明甲型、乙型体质，还是阳明丙型体质。体质判断结束。

阳明甲型体质：体质壮实，怕热，则为阳明甲型体质，即阳明胃热体质。

阳明乙型体质：体格稍弱，怕热，或有咽干口渴，则为阳明乙型体质，即胃热阴虚体质。

阳明丙型体质：体格一般，怕冷，则为阳明丙型体质，即阳明胃寒体质。

第7步 非少阳、厥阴、太阴、阳明体质者，根据是否存在精气神与睡眠问题等，分辨是少阴体质，还是太阳体质。

如果存在精气神不足，或容易兴奋、神疲多睡眠或睡眠差等问题，属于少阴体质。

如果不存在精气神不足，或容易兴奋、神疲多睡眠或睡眠差等问题，属于太阳体质。

第8步 属少阴体质者，根据是否容易兴奋、睡眠差，或是神疲多睡、怕热或怕冷，进一步分辨是少阴甲型、乙型体质，还是少阴丙型体质。体质判断结束。

少阴甲型体质：精力充沛，思维敏捷，睡眠少，有失眠倾向，性功能比较强，怕热，则为少阴甲型体质，即少阴心肾阴虚体质。

少阴乙型体质：精神比较差，思维迟钝，睡眠多，性功能比较弱，怕冷，则为少阴乙型体质，即少阴心肾阳虚体质。

少阴丙型体质：精神差，睡眠多或睡眠时好时坏，既怕热又怕冷，则为少阴丙型体质，即少阴阴阳俱虚体质。

第9步 属太阳体质者，根据体格强弱，是否容易感冒，感冒症状，平素出汗多少，怕冷或怕热等，进一步分辨是太阳甲型、乙型体质，还是太阳丙型体质。体质判断结束。

太阳甲型体质：体格壮实，不容易感冒，感冒容易好，平素出汗少，不怕冷也不怕热，则为太阳甲型体质，即太阳卫阳充实体质。

太阳乙型体质：体格较弱，容易感冒，感冒后容易鼻流清涕，不容易好，平素出汗多，怕冷，则为太阳乙型体质，即太阳卫阳不足体质。

太阳丙型体质：体格一般，容易感冒，感冒后容易咽痛，容易出现高热或继发肺炎，平素出汗一般，怕热，则为太阳丙型体质，即太阳卫阳太过体质。

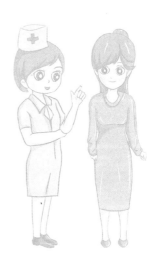

辨体质、辨病、辨证"三位一体"诊疗模式

体质是糖尿病及其并发症发生、发展的基础。不同体质的人患糖尿病后，会表现出不同的临床症状，进一步又可以发生不同的并发症。所以体质、疾病与证候三者之间具有统一性。正因为有这种体质，才患上这种病；正因为患上这种病，才表现为这种证。因此，辨体质是辨病、辨证的基础，辨病是与辨证紧密联系的环节，而辨证是决定选方用药的关键。这就是所谓辨体质、

辨病、辨证"三位一体"诊疗模式。这种诊治模式因为重视体质，所以最能体现"治病求本"的精神；因为重视辨病，所以强调糖尿病及其并发症发生、发展的基本病机；因为重视辨方证，所以强调"有是证，用是方"，用药针对性强，最能突出中医个体化治疗的优势。因此，临床运用辨体质、辨病、辨证"三位一体"诊疗模式来治疗糖尿病及其并发症，常可取得较好的疗效。

哪些体质更受糖尿病"青睐"

应该指出的是：总的来说，我们中国人对糖尿病普遍易感，但是临床观察发现，三阴三阳体质类型中的某些体质人群最易发生糖尿病。

最容易发生 2 型糖尿病的体质类型主要包括阳明甲型和乙型体质、少阴乙型体质、少阳体质、厥阴甲型和乙型体质、太阴甲型和丙型体质，其中尤以阳明甲型和乙型体质、少阴乙型体质最容易发病。

糖尿病临床常表现为阳明、少阴、少阳、厥阴、太阴系统的病变。当然，糖尿病合并感染，尤其是合并上呼吸道感染者，有时也可表现为太阳系统的病变。

阳明甲型、乙型体质之人，胃气盛，食欲好，长期操劳，阳气弛张，如果日常生活不注意，过食肥甘厚味、辛辣香燥、煎炸烧烤食物，过饮醇酒，就容易内生湿热、痰火，或造成胃肠结热、脾胃湿热，从而诱发糖尿病。

少阴乙型体质之人，通常体形瘦长，多见于脑力劳动者或老年体虚者。劳倦过度，劳心思虑过度，五志化火，伤阴耗气，或有房事不节，更伤肾精，可发生糖尿病。

厥阴甲型、乙型体质之人，性急易怒，常因难以控制情绪而致肝火旺盛。

少阳乙型体质之人，喜欢生闷气，遇到工作及生活压力则心情抑郁，导致肝气郁结，气郁则痰生，气郁日久则化火，郁热、痰火均可伤阴耗气而引发糖尿病。

太阴体质之人，多体形虚胖，"肥人多痰"，故常有痰湿阻滞的情况。这类人虽然可能饭量不大，但因为脾虚及痰湿不化，常可表现为体重超重。若过多摄入高脂肪、高蛋白食品，就更容易内生痰湿，痰湿化热，湿热、痰火伤阴耗气，就会引发糖尿病。

除此之外，外感邪毒（如风热外犯或外感温热毒邪）即病毒感染可伤阴耗气，引发1型糖尿病。这种情况，可见于太阳卫阳太过体质者。另外，古人常用五石散之类壮阳药，现代人治病常用类固醇激素等，这些药物药性燥烈，很容易伤阴劫液，导致药物性高血糖。

第三章　糖尿病综合防治方案

　　面对来势凶猛的糖尿病，我们应该怎么办？对付这样一个危害巨大、病因复杂，而且与生活方式密切相关的疾病，绝非单一的方法就能够胜任。

　　要战胜糖尿病，必然要采取综合的管理手段，就好像海、陆、空多方位作战那样。早在十多年前，著名中医糖尿病专家、国医大师吕仁和教授就针对这些问题，提出了一套十分实用的糖尿病及其并发症防治方案——"二五八"方案。

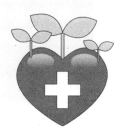

糖尿病及其并发症的综合防治方案

世界中医药学会联合会糖尿病专业委员会会长、中华中医药学会糖尿病分会名誉主任委员、北京中医药大学东直门医院主任医师、博士生导师、国医大师吕仁和教授，师承近代北京四大名医施今墨先生，在继承《黄帝内经》有关"脾瘅""消渴""消瘅"等论述的基础上，结合糖尿病及其并发症临床实际，提出了糖尿病及其并发症防治的"二五八"方案，在学术界具有广泛影响。

"二五八"方案

"二"指两个治疗目标，包括延缓并发症发生和发展，延长患者寿命和减轻临床症状，提高患者生存质量，即长寿加健康。

"五"指五项观察指标，包括血糖（空腹血糖、餐后血糖、糖化血红蛋白等）、血脂（总胆固醇、高密度脂蛋白胆固醇、低密度脂蛋白胆固醇、三酰甘油等）、血压、体重、临床症状。

"八"指八项治疗措施，包括三项基础治疗措施（饮食治疗、适当运动、心态平衡），五项选择措施（中医药治疗、口服降糖药治疗、胰岛素治疗、针灸按摩非药物治疗、胰岛移植和基因治疗等）。

血糖：一般来说，空腹血糖可以控制在 5~7mmol/L，餐后血糖可以控制在 8~10mmol/L，糖化血红蛋白可以控制在 5%~7%。其中，糖化血红蛋白能体现 2~3 个月内血糖控制的总体水平，所以是糖尿病控制的金指标，必须每 3 个月检测一次。而对于血糖这个指标，究竟控制到什么水平为好？一般来说，青壮年应该从严要求，老年人或有心脏并发症者则可以适当放松。近期有研究认为，对老年人来说，糖化血红蛋白控制在 8% 也是允许的。为了避免低血糖发生，不能过分强调血糖控制达标。

血脂：直接与糖尿病预后有关。良好的血脂控制，对于防治糖尿病心脑血管并发症，促进脂肪肝改善等均有重要意义。

血压：一般要求控制在 130/80mmHg 以下。血压控制得好坏，也可以直接影响到心、脑、肾并发症的发生和发展，所以应该充分重视。

体重：一般用体质指数（BMI）表示。最简单的算法为：标准体重 (kg)= 身高（cm）－105。调治后以体重逐渐接近标准体重为好。也就是说，肥胖者变瘦，消瘦者变胖，都是好现象。

另外，我们还简单归纳了"少吃点、多动点、想开点、治紧点"的口诀，称为糖尿病防治的"四个基本点"。

实际上，糖尿病患者体质不同，病程不同，病情严重程度不同，治疗方法当然也应该不同。我们应该根据患者的具体情况，针对性地选用生活方式干预措施和各种中西医治疗措施。

总的来讲，吕仁和教授提出的糖尿病及其并发症防治"二五八"方案，体现了整体认识和评价疾病的精神，体现了中西医综合治疗与个体化治疗的精神，具有强烈的东方医学色彩，非常切合临床实际，所以受到国内外医学界的广泛关注。

糖尿病防治基本点

"多动点"：要求每日运动 30~60 分钟，以能够坚持的有氧运动（如慢跑、快走、骑车等运动）形式为宜，其他如广播操、健身操、太极拳、八段锦、五禽戏、球类活动、游泳、滑雪及划船等，患者可以根据自己的具体情况与喜好，按照循序渐进、逐步增加运动量的原则酌情选用。

"想开点"：心理调节方面，要求糖尿病患者保持心情舒畅，尽量放松情绪，缓解压力。

 糖尿病患者如何合理安排饮食

西方国家最早是在 1797 年由 John Rollo 提出糖尿病饮食管理，强调控制主食，称为"饥饿疗法"。而中国唐代的著名医家孙思邈在《千金方》中就非常明确地提出消渴病患者"所慎者三：一饮酒，二房室，三咸食及面"，强调不节饮食，"纵有金丹，亦不可救"的观点。与孙思邈同时代的王焘在其著作《外台秘要》

中指出："此病特忌房室、热面并干脯、一切热肉、粳米饭、李子等"，其重视饮食管理，并不仅仅是强调控制主食。我们在继承古代医家相关论述的基础上，结合现代医学及营养学理论，特别提出如下之糖尿病患者简明饮食处方，请广大糖尿病患者参考。

控制总热量，合理配餐

糖尿病饮食是低热量饮食，而非低糖饮食，一般要求低脂，适当补充碳水化合物和蛋白质。

粮食	一般每天 200 ~ 400g，年轻人及不喜肉食的重体力劳动者，也不应超过 450g
肉类	完全不吃肉食会引起营养不良，还可能造成多吃主食的现象。所以一般各种肉食总量每天可控制在 50~150g，以鱼肉、鸡肉、鸭肉、瘦猪肉、瘦牛羊肉为宜。鱼肉富含蛋白质，脂肪含量低，一般比猪肉、牛羊肉要好
豆制品	可补充蛋白质，且对血糖影响不大，每天可进食 50~150g，如吃豆腐则可加倍。但如果已经发生糖尿病肾病，化验尿时已经出现尿白蛋白升高，就不可再进食豆制品
蛋类	鸡蛋可补充蛋白质，每天食用 1 个较为适宜。多食会升高血胆固醇。若是仅吃鸡蛋白，可以每天吃 2 ~ 3 个。鸡蛋蛋白质是优质蛋白，糖尿病肾病患者也可以食用
牛奶	能补充优质蛋白质、维生素和钙，减少主食摄入，每天喝 200~400g 牛奶没有问题

蔬菜	绿色蔬菜尽量多吃。蒜苗、扁豆含糖量较高，不宜多吃。相反，西葫芦、西红柿、胡萝卜其实含糖并不多，可以适当多吃。可适当进食南瓜，每进食500g南瓜，减少25g主食就可以了
水果	水果对糖尿病并非禁忌，尤其是含糖低的水果。但水果最好不要在正餐前后吃，可在午睡后或晚睡前作为加餐，比如可吃1个梨或苹果，或吃不到500g的西瓜。荔枝、桂圆、柿子、香蕉、榴莲等含糖量高的水果则不宜进食。尤其荔枝，不仅仅是含糖量高的问题，吃多了还可能诱发低血糖反应，甚至可危及生命，所以一定要慎食
油	每天食用的油脂总量以不超过75g为宜，包括各种副食和多种零食中所含的油脂。患者每日摄入的植物油不应超过50g，动物油不应超过25g。病人平素应少吃煎炸食物，多食凉拌、蒸煮食品。吃鱼吃肉时能清蒸就清蒸，尽量不要爆炒、红烧

🍎 定时定量，少食多餐

进食时间和数量均宜固定。尤其是应用降糖药或胰岛素者，更应强调定时定量进食。一般来说，患者每天多吃几顿，每顿少吃点，可避免血糖骤然升高。所以基本上应该做到一天不少于三餐、每餐主食不多于100g。

清淡饮食

糖尿病患者饮食应清淡，不吃甜食，少吃咸食，少食辛辣、油腻食物。另外糖尿病患者不宜喝粥，因为粥吸收比较快，容易引起餐后血糖升高。

高纤维饮食

高纤维食物具有良好的通便作用，所以糖尿病患者平素应多吃粗粮(如燕麦片、莜麦、苦荞麦、玉米)、绿色蔬菜、果胶、藻胶、魔芋等。当然，糖尿病合并腹泻者，则不宜过多摄入高纤维食物。

多喝水，少饮酒，不吸烟

糖尿病患者应多饮水，戒烟酒。限制饮水会使血液浓缩，导致体内废物排不出去，往往使病情加重；吸烟有百害而无一利；而酒则易使血糖波动。若在服用格列本脲等磺脲类降糖药期间饮酒，还可能诱发低血糖昏迷，不可不知。

专家提示

饮食有节

糖尿病患者不是什么都不能吃，而是什么都不能多吃！只要真正理解了糖尿病发病机理和饮食原则，做到"饮食有节"，仍有享受美食的机会！

如何理解运动的意义

"生命在于运动"，可是对大部分人来说，说起来容易，做起来难。我们经常听人说："最近太忙了，实在是没有时间去运动。"实际上，我们是不是真的没有时间呢？其实未必，关键还是对缺少运动的危害理解不深刻，没有养成经常运动的良好习惯。

华佗与五禽戏

读过《三国演义》的人，都知道当时有一位能"刮骨疗毒"的神医华佗，因不愿侍奉曹操而被杀。实在令人惋惜！在中医学历史上，确实有位神医华佗，他不仅发明了"麻沸散"，使其运用于手术麻醉，而且还发明了"五禽戏"，为我国运动医学的发展作出了非常大的贡献。过度安逸，缺乏运动，可以使气血运行不畅，甚则"久卧伤气"，导致正气虚损。运动能促进气血流通，强壮脏腑，增强体质，预防包括糖尿病在内的多种疾病的发生。

医学小故事

唐代名医王焘在《外台秘要》一书中指出消渴病人不能饱食便卧，终日久坐。同时指出"人应小劳，但莫久劳疲极；食毕即行步，稍畅而坐"，意思是说，吃饱了就躺下，整日坐着，对身体是有害的。人应该经常运动，使自己稍感疲劳；但又不能过分疲劳和长时间疲劳。进食后可以散步，累了就坐下休息。唐代药王孙思邈在《千金方》中也指出"养性之道常欲小劳，但莫大疲及强所不能堪耳。且流水不腐，户枢不蠹，以其运动故也"，主张每餐食毕，可出庭走五六十步至一二百步。养性之道，莫久行、久立、久坐、久卧、久视、久听。因为久视伤血，久卧伤气，久立伤骨，久坐伤肉，久行伤筋也。人当"小劳"，过劳有损健康。这与现代医学所主张的有氧运动实际上是一致的，同时也体现了《黄帝内经》"生病起于过用"之理。"过用"主要是指过度劳累，其实过度安逸也可引发疾病。所以总的来说，养生应该重视适当运动，并尽量做到"形劳而不倦"。

现代医学也认为：适当运动对糖尿病的预防具有十分重要的意义。因为运动不仅可以改善血液循环，更可调整糖、蛋白质、脂肪等能量物质的代谢。但需要指出的是，应该根据患者的基础活动量和喜好的活动方式来选择适当的运动量和运动方式，并一定要做到循序渐进。活动量是否适当，最终应以患者的感受以及是否有利于健康为标准。

医学小常识

一般来说，运动量每周应在 150 分钟以上，每日坚持运动 30~60 分钟，肥胖者更应强调体力活动，每周运动时间应该逐渐增加至 250~300 分钟。通过努力使体重减少 5%~7%，使体质指数（BMI）达到或接近 24。

运动方式如散步、漫跑、游泳等皆有利于身心。在中国传统养生术中，导引是很有特色的。糖尿病患者可以习练内养功、八段锦、鹤翔庄等。打太极拳、舞太极剑也很有效果，只是重在长期坚持。

有人说运动既然对糖尿病预防很重要，那么我就多做些家务吧。有人很困惑：我每天上班都要骑自行车，骑十几里路程，为什么还是越来越胖？有的体力劳动者认为我们每天都在从事强体力劳动，一定就可以预防糖尿病了。其实，这些认识都是错误的。为什么？

分清体质**降**血糖

专家提示

运动 ≠ 劳动

运动是人们主观、自觉进行身体锻炼的活动，其不仅是一个锻炼肢体的过程，也是一个放松身心的过程。劳动是被动进行的劳作，未必能放松身心，而且过长时间的劳动就是劳损，还有可能对身体构成伤害。所谓"久行伤筋""久立伤骨"就说明了这个问题。

大家都知道，长跑有利于锻炼人的心脏，健美操有利于塑造美丽的体形。但常有长跑大师在跑道上猝死，健美教练倒在健身房的报道。为什么？因为这种职业性的长跑和健美对于运动主体来说，实际上已经是劳动了，未必能放松身心，甚至可能对身体构成劳损。

事实上，自觉进行运动确实有利于保持好心态。当然在日常生活中，保持好心情更为重要。一方面应避免生气，保持心情舒畅，另一方面要放松，避免情绪紧张。《黄帝内经·素问·上古天真论》指出"恬淡虚无，真气从之，精神内守，病安从来"，意思是经常保持安然恬静的心态，正气自然就能调和，没有不切实际的欲望，不去胡思乱想，疾病自然就可以避免。但要保持心态平衡，又必须具有较高的思想道德修养。

国医大师吕仁和教授认为日常养成勤奋、简朴、宽容、善忍、知足、团结协作的美德，对健康大有裨益。《黄帝内经》所谓"生而勿杀，予而勿夺，偿而勿罚"是对医生修养的要求，其实也是对患者修养的基本要求。加强自我品行修养，培养仁爱和感恩之心，有利于人体健康和长寿。曾经见一位老年糖尿病患者，他患有糖尿病肾病、眼病，性格又狭隘自私，子女每天送来的饭菜，他都怕保姆偷吃，结果不到一年就失明了，几个月后就故去了。可见古人所谓"仁者寿"是有道理的。

糖尿病患者应如何运动

运动对于 2 型糖尿病的益处十分明显，这是一个不争的事实。但糖尿病患者应如何把握运动量、运动频率，应采取什么样的运动方式，这些问题都大有学问。

中医自古就非常重视糖尿病的运动治疗。公元610年，隋代的太医博士巢元方就在《诸病源候论》一书中指出糖尿病患者"应先行一百二十步，多者千步，然后食之"，唐代名医王焘《外台秘要》也有相关记载。而西方学者一直到20世纪初才发现糖尿病患者运动的好处。1935年，糖尿病学家Joslin提出"体力活动应当视为糖尿病的治疗工具"的观点。现代医学认为机体运动时，肌肉首先会利用肌糖原，从而增加肌肉对血糖的摄取和利用。许多研究表明，运动疗法能调节糖代谢，改善脂代谢，增强胰岛素敏感性，有效控制肥胖，并能改善心、肺、肾等器官功能，促进人体新陈代谢，提高机体适应性，改善和预防骨质疏松。所以运动对于糖尿病病情的控制和多种并发症的防治，都具有重要的作用。

运动疗法与其他糖尿病治疗措施一样，也具有适应证和禁忌证；而适应证又有绝对适应证和相对适应证之分。轻度糖耐量受损者、无并发证和显著高血糖的2型糖尿病患者、肥胖型2型糖尿病患者，为运动疗法的绝对适应证人群。2型糖尿病合并轻微并发证，如微量蛋白尿者、无眼底出血之单纯性视网膜病变者、无明显自主神经障碍之周围神经病变者，为相对适应证人群。稳定期的1型糖尿病患者，在调整好饮食和胰岛素用量，且血糖稳定的基础上，也可以适当进行运动。

专家提示

不适宜运动的情况

糖尿病已经出现并发症的患者，尤其是并发心血管疾病者，一般不宜过多运动。

糖尿病肾病患者，过度运动可能导致水肿、尿蛋白显著增加或其他症状进一步恶化。

糖尿病视网膜病变，剧烈运动可加重增殖性视网膜症患者之眼底出血。

糖尿病末梢神经病变患者，运动过度可能产生下肢活动障碍和足部损伤，致使坏疽发生的危险性增加。

糖尿病合并急性感染、活动性肺结核、急性酮症酸中毒者也不宜运动。

运动方式即运动项目的选择，也应当因人而异。具体应该根据患者的年龄、体质、个人生活或运动习惯、社会、经济、文化背景、糖尿病病情控制情况、有无并发症等，酌情选择适合的运动方式。一般认为：肥胖 2 型糖尿病者适合平地快走、慢跑、上楼梯、坡道自行车、登山、各种球类等运动；轻度糖尿病无并发症者适合举重、拳击、游泳；老年糖尿病者、妊娠糖尿病者适合散步、下楼梯、平地自行车、太极拳、体操等运动。

运动量由运动强度和运动时间共同决定。其中运动强度一定要根据身体状况，做到循序渐进，量力而行。研究发现，糖尿病病史长的患者，应根据并发症的严重程度，适当控制运动强度和时间。一般病程较长，同时又有心、脑、肾并发症者，应选择低能量运动。

运动量适宜的标志

一般运动后心率升高至 170– 年龄 / 分钟为宜；或者运动结束后，心率在休息后 5~10 分钟恢复到运动前水平为好。要求运动后自感轻松愉快，食欲和睡眠良好，虽可有疲乏、肌肉酸痛，但稍作休息后就能消失。运动过度则表现为非常疲劳、胸闷、气短、心慌、大汗、心率过快，休息 5 分钟后脉率仍不能恢复正常。

关于运动时间，一般来说，运动强度大者，运动时间应适当缩短；运动强度较小者，运动时间应适当延长。病情稳定、体力好者可采用强度大、时间短的运动；年老体弱和肥胖型患者可实践较长时间、强度小的运动。一般认为，运动时间也应该逐渐延长，每天运动 30~60 分钟比较合适。每周运动时间应不少于 3~5 天。对于每天 30~60 分钟运动时间，有时也可以分成几段进行。但每次运动最好超过 20 分钟。

另外中医认为，不仅临床用药需要辨证，我们还应该根据病情进行辨证运动。这正体现了哲学上解决矛盾特殊性的重要意义。具体地说，就是根据自己的实际情况寻找和选择适合自己的运动方式、运动量和运动时间。

中医辨证属于阴虚肝旺者，应该选用强力运动，可益阴平肝。强力运动多数是带有竞争性或强制性的运动，如快走、跑步、球类、快速起蹲、动感舞蹈等运动，可根据喜好酌情选择。适当的强力运动能够强筋壮骨，消耗能量，降低体重，提高健康水平，降低血脂和血糖，疏通经络，调和气血，促进食欲，储备能量。但已有内脏或重要器官疾病者就不适合进行强力运动。更有老年人伴骨关节炎者，则应避免登山、爬楼等运动。

中医辨证属于气阴两虚者，则适宜进行轻缓运动，有利于益气养阴。如深呼吸、缓慢起蹲、自我按摩、八段锦、五禽戏、太极拳、慢舞等，其他如双手十指交叉握拳、活动足趾、活动手腕和足踝关节、伸展肢体、挺胸、收腹等也有利于防病保健。

实践证明，这些运动做好了，同样能通经活络，行气活血，调和脏腑，改善五脏功能，提高人体免疫力，促进人体健康。只要根据个人的习惯喜好、身体条件，发挥自己的智慧，选择适合于自己的运动方式和运动量，并能够长期坚持下去，则必受其益。

关于糖尿病患者的运动，还有如下 6 点提醒。

❶ 对于具体运动方式、运动量，应该根据患者病情、年龄、体质、功能水平的不同而有所差异。

❷ 应注意定时定量运动，长期坚持，如此才能有利于病情控制。

❸ 遵守循序渐进原则，可在强度不变的情况下逐渐增加运动时间，而后再逐渐增加强度。同时还要注意运动前的准备和运动

后的调整。突然开始剧烈运动或运动过程突然停止都对身体不利，有的还会诱发一时性脑缺血，引起头晕、恶心，甚至虚脱。

④运动时要注意保护脚。许多糖尿病患者周围神经存在病变，感觉不正常，运动时鞋袜不合脚就可能导致足部损伤，甚至引发糖尿病足坏疽。

曾经遇到一位糖尿病肾病、肾功能不全且伴有冠心病、周围神经病变的患者，其长期服用中药尊仁保肾丸等，肾功能很稳定。但后来他在小区内的石子路上光脚锻炼，本想改善脚部微循环，不料竟然诱发足坏疽继发感染，很快便引起肾衰，最后死于肺部感染诱发的急性心衰。教训实在是太深刻了！

诊疗小故事

⑤严寒的冬季，晨练对糖尿病患者身体不利。临床上，糖尿病患者晨练，空腹血糖低，尤其是寒冷刺激引起血管收缩，导致心肌梗死、脑梗死发作的情况太多了。所以中医四季养生理论特别强调冬主闭藏，即"君子居室，夜卧晚起，必待日光"。曾见一位老太太，冬季晨练后发生低血糖，进而诱发心肌梗死，多亏被家人及时送往医院抢救，差一点导致生命危险。

⑥运动后不要立即进行冷水、热水浴。原因是运动后皮肤血管呈显著扩张状态，血压较低。冷水冲浴会引起皮肤血管收缩，导致血压波动过大，增加心血管负担。热水冲浴时皮肤血管会进一步扩张，血压再次降低，有时可能引发缺血性脑病。

另外，对于已经应用胰岛素治疗的糖尿病患者还应该考虑到运动可能引起低血糖，有的高强度运动还可诱发高血糖，所以需要根据具体情况适当调整胰岛素用量。

运动有利于保持良好体形，运动能带来好心情，运动可以使我们远离糖尿病。为了能够拥有好体形，享受好心情，不得糖尿病，请迈开您的腿，自觉去运动吧！

糖尿病患者应如何心理自助

糖尿病属于心身疾病，保持心态平衡、心情舒畅、情绪放松，有利于糖尿病患者的血糖控制和并发症的预防。心理调节是糖尿病防治的基础措施之一，心理调节方法也必须具有针对性。应该根据不同情况，有针对性地选用。

心态的平衡是相对的，和睦的家庭、良好的社会关系固然重要，但更重要的是患者自己应学会运用有利的条件，努力排除不良情绪的干扰，学会调整心态，学会自我排解压力。

事实上糖尿病患者在确诊后，确实常存在一系列情感和心理困惑，如恐惧、悲伤、焦虑等。而这些不良心理和情绪对糖尿病的病情控制却是非常不利的。因此，患者要理解"既来之，则安之"的道理，努力保持好心情。因为糖尿病虽然是一种疑难病，但通过合理饮食、适当运动，加上药物应用到位，照样可以健康长寿，不仅能活着，而且还能相对健康地活着。没有糖尿病病史的人对健康缺少关注，经常有发生心脏猝死、突发脑血管病的情况，而糖尿病患者由于时时小心，反倒可能因此而得以长寿。这样说来，患了糖尿病也不绝对是一件坏事。我们应该知道，糖尿病是一个慢性病，可能会伴随终生，所以只能坦然面对。许多人试图掩盖自己的消极情绪，但终究会对病情带来不利影响。实际上，悲伤、愤怒、焦虑等情绪本是人正常的情绪反应。"人生不如意事，常有八九"，谁都不可能事事如意，快乐无忧。然而过度的悲伤、愤怒、焦虑就会对身体构成不良影响。只有保持淡定安然的良好心态，避免心存不切实际的妄想，不去谋求不该得到的东西，这样体内真气就会顺调，人自然也就不会生病了。

医学小常识

情绪影响糖尿病

临床观察发现，糖尿病凡是属厥阴肝旺体质、性格急躁者，或属少阳气郁体质、爱生闷气者，特别容易发生糖尿病视网膜病变，甚至失明。另外，糖尿病特别容易因长期的情绪低落而诱发抑郁症。

糖尿病患者应努力调整自己的心态，自觉克服不良情绪的刺激，主动多交友，尤其是应该多与医生交朋友。应该将自己心中的苦恼说出来，争取他人的理解和支持，特别是来自家庭的支持。临床观察发现，家庭关怀对糖尿病病情控制和并发症防治有重要意义。假如您是一位糖尿病患儿的父母，则您一定要记住，您的态度将会直接影响到孩子面对人生各种挑战的态度。如果您消极，孩子也会消沉；如果您积极，孩子也会充满自信。假如您是糖尿病患者的爱人，则您一定记住，爱人的健康比金钱、地位等东西都重要。您应该给予鼓励、劝慰，并监督对方合理饮食、适当运动、按要求服药。尤其比较年轻的糖尿病患者常有性功能减退的情况，请记住千万不要埋怨、说泄气话，应该积极鼓励并配合爱抚，让患者得到心理满足，树立战胜疾病的信心。可以说，在血糖控制良好的情况下，结合生活体恤，适当服用补肾中药，糖尿病患者的性生活也照样可以丰富多彩。

专家提示

古人说"仁者寿"，强调加强自我修养对身体健康的益处。天生好性情，就是上天最好的恩赐；天生性情不好，或者爱生闷气，或者性情暴躁者也不要灰心丧气，更不能过分任性。只要认识到自己性格的不足之处，积极进行心理调适，照样也可以健康长寿！

第一章　阳明体质的糖尿病调治与养生攻略

糖尿病患者其体质不一样，调治方案也应该有区别。研究发现，阳明体质，尤其是阳明甲型及阳明乙型体质之人最容易发生糖尿病。此章，我们分别对阳明甲型体质、阳明乙型体质的糖尿病调治与养生方略进行系统介绍。需要特别提示的是，文中提到的所有调治方案，特别是选方用药等，均应在专业医师的指导下进行，不可贸然试用。

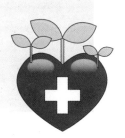

阳明甲型体质的糖尿病调治与养生方略

阳明甲型体质也可以称为阳明胃热体质。这类体质者平素身体壮实，体形丰满或肥胖，体力好，精力充沛，食欲旺盛，属于能吃、能睡、能干的一类人，典型的代表人物是关羽。这类体质者多见于成功人士、实权派或财富人物。因胃热较盛，工作努力，或过嗜醇酒厚味，长期高热量饮食，可致胃肠结热、脾胃湿热，热邪伤阴耗气，即可引发糖尿病。临床可表现为口渴引饮、消谷善饥、烦热、大便干结或大便黏滞不爽等症状。多见舌质红、苔黄干或黄腻，脉滑数有力。

🍎 药物调治

■ 中成药：阳明甲型体质通常适合选用具有清热、泻火、通便作用的药物，如新清宁片、三黄片、功劳去火片等。

❱ 名方故事：三黄片

三黄片其成分有大黄、盐酸小檗碱、黄芩浸膏，用于治疗三焦热盛、目赤肿痛、口鼻生疮、咽喉肿痛、心烦口渴、尿黄便秘等。三黄片源于一个中医古方泻心汤。泻心汤的组成为大黄、黄连和黄柏，故而也被称为大黄黄连泻心汤或三黄泻心汤，虽然组成简单，但这个方子的"出身"与疗效可不简单。泻心汤出自东汉年间医圣张仲景所著《伤寒杂病论》，用于治疗热痞

分清体质
降血糖

证以及吐血、衄血等，后世的应用也十分广泛。清代《吴鞠通医案》中记载过一个使用大黄黄连泻心汤治疗吐血的案例："史，五十岁，酒客大吐狂血盛盆，六脉洪数，面赤，三阳实火为病，与大黄黄连泻心汤，一帖而止，二帖脉平，后七日又复发，血如故，又二帖。"

■ 汤药：阳明甲型体质之人患糖尿病，通常可以采取清泄结热或清化湿热的治法。根据具体的证候表现，在辨证基础上可酌情选用大黄黄连泻心汤、白虎加人参汤等方加减化裁。应该在医生指导下辨证用药。

名方故事：白虎加人参汤

白虎加人参汤出自《伤寒杂病论》，由白虎汤加上三两人参组成，故而得名。白虎汤又是怎么得名的呢？白虎原是西方的七宿合称，这七个星宿是奎、娄、胃、昴、毕、参、觜，古人认为它们连缀而形成虎的形态，又因西方对应白色，故称为西方白虎。白虎汤由生石膏、知母、甘草和粳米组成，有清气分大热之功效，治疗壮热面赤、烦渴引饮、汗出恶热、脉洪大有力之证。而西方在五行中属金，主秋季，有清凉肃杀之性，故以白虎命名此方，实为以其功效命名。清代名医柯琴曾经注解说："白虎为西方金神，取以名汤，秋金得令，而炎暑自解矣。"在炎热的夏季，西瓜是消解暑热之良品，故而有"天然白虎汤"之美称。

🍎 针灸按摩调治

阳明甲型体质之人在进行针刺或点按治疗时，可参考选用合谷、足三里、支沟、天枢、脾俞、胰俞、胃俞、大肠俞等穴位，可以调理脾胃，宽肠通便。其中，胰俞又称"胃管下俞"，位于第八、九胸椎棘突之间，旁开 1.5 寸。主治：消渴病、咽喉干燥、腹痛呕逆、肋间神经痛等。一般要求斜刺 0.3~0.5 寸，常用于治疗糖尿病及其并发症。

🍎 自我养生保健攻略

■ 饮食药膳：饮食应以清淡为好，少吃油，禁食辛辣刺激性食品和羊肉、狗肉、荔枝、桂圆、榴莲等热性食物。可以适当多吃高纤维食物以及升糖指数比较低、吸收比较慢的食物。鼓励多吃粗粮、蔬菜、水果，如芋头、荞麦、莜麦、燕麦、玉米、海带、白木耳、黑木耳、

胰俞

芹菜、茄子、胡萝卜、白萝卜、黄瓜、苦瓜、苦苣、丝瓜、桃子、沙梨等，其中苦瓜能清胃热，生津止渴，最应推荐。

决明子绿豆茶：草决明 30g，绿豆 50g，文火久煎，代茶频饮。功能：清肝胃之火，通便明目。

海带豆腐汤：海带 50g，豆腐半斤，酱油少许，炖汤食用。功能：化痰降脂，有预防动脉硬化和通便的作用。

凉拌苦苣：苦苣菜切丝，稍加盐、食醋、香油，凉拌佐餐。功能：

分清体质 **降**血糖

清热解毒。其他如鱼腥草、败酱草、蒲公英等，也可凉拌佐餐。

清炒苦瓜：将苦瓜去心切丝，用精盐抓匀，略腌出苦瓜表面水分。用精盐、上汤、香油、湿淀粉兑成碗汁。锅上火，加水烧开，下入腌过的苦瓜丝，去苦味，过漏勺，沥净水分。锅下油烧至五成热，下入苦瓜丝，迅速过漏勺沥净油。锅回火上，下入豆豉料、鲜蒜茸、小葱段，以余油爆香，烹入绍酒，下苦瓜丝，淋入碗汁，旺火翻炒，出锅即可食用。功能：清胃泻火。

苦瓜（锦荔枝）

味苦、性寒，归心、肝、胃经。苦能降，能坚阴，有清热泻火的功用。明代医药学家李时珍《本草纲目》指出其能"除邪热，解劳乏，清心明目"，民间常用其治糖尿病。现代研究显示：苦瓜含葫芦素衍生物三萜烯苷，结构类似人参皂苷，有降血糖、降血脂作用。但需注意，并非所有体质类型都适合食用苦瓜来降糖，清代王孟英《随息居饮食谱》就明确指出"中寒者勿食"，就是说脾胃虚寒的人进食苦瓜，不但达不到降糖效果，还会损伤脾胃。

印度人罕娜博士分离出一种 P- 胰岛素，由 17 种氨基酸组成。甲硫氨基酸是 P- 胰岛素特有的附加氨基酸，被称为"植物胰岛素"，是苦瓜降糖的重要有效成分之一。市面上的参苦胶囊包含西洋参与苦瓜等多种天然植物的有效组分，对糖尿病、高脂血症以及体虚者具有良好的治疗和保健作用。

■ 心理调节：阳明甲型体质之人，起病时可能没有典型的症状表现，常在体检时发现糖尿病，所以常有部分患者会盲目乐观，不遵医嘱，不能规律用药，放纵饮食，疏于锻炼。这些行为看似潇洒，实际上不利于糖尿病的管理和控制。

这类体质的患者应加强学习糖尿病相关科学知识，接受其他病友因早期糖尿病控制不良，最终发生严重并发症致盲、致残、致死的教训，从心理上真正对糖尿病的不良后果给予重视，积极配合医生的治疗。

■ 腹部按摩：左右两手相叠，顺时针按摩 36 圈，每日 2 次。晨起排便前，可以将双手相叠，从右上腹推至左上腹，再从左上腹推至左下腹，顺结肠走向推揉，能促进胃肠蠕动，有利于大便排出。

■ 导引功：导引功法能够调神、调息、调气，对糖尿病患者维持血糖稳定有益。阳明胃热体质之人适宜学习"调胃润肠功"。

调胃润肠功

起势：松静站立，两脚平行分开，略宽于肩，两上肢自然下垂，微屈膝髋，自然呼吸，意守中脘。

功法：安静后，前后抖动膝髋，渐渐向上抖至胃肠，自觉胃肠在腹内轻轻抖动，抖动 3~5 分钟。然后将两手缓缓放于肚脐部，两手重叠，左手在下，右手在上，腹式呼吸，吸气时两手向左下方摩半圈，呼气时两手向右下方摩半圈，如此顺时针摩动九十九圈。最后以两掌擦背部脾俞、胃俞，上下擦动，以热力深透为度。收功：抖动四肢以收功。

习练导引的注意事项

① 选择合适的练功场所

选择练功场所应以空气清新、环境安静为原则。在旷野及花草树木茂盛的地方练功尤好，公园及树林相对安静之处也为练功较适合的场所。糖尿病重症或年老体弱者，也可在家中相对安静的环境练功。一般来说，古坟、厕所、垃圾站、排污渠附近不可作为练功场所。烈日直射、寒风凛冽、暴风骤雨、电闪雷鸣的恶劣天气不宜练功。

② 练功时间的选择

练功时间一般应掌握在子、午、卯、酉四个时辰，也可根据各功法的要求来决定。有人认为，午、未、辛、酉、戌、亥六阴时练功，可滋阴降火，有益于糖尿病、高血压等慢性疾病的控制。我们体会，慢性病患者可以在晨起和临睡前各练一次功，这样不会打乱正常的生活起居规律，便于长期坚持，有利于缓缓取效。

③ 练功时的方位选择

练功方位一般主张面向西、面向南、面向东，或白天面向太阳的方位，夜晚面向月亮的方位。有人认为面向北可以滋肾水。我们体会，练功时应掌握前空后虚原则，如背靠大山、面向平川，背靠房屋、面向场院，背靠大树、面向旷野，背靠墙壁、面向门窗，这样便于安神定志、调心调息。

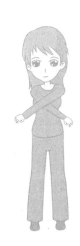

④ 功法的选择

导引功法流派很多，选择功法应该慎重。一般要遵循动静结合的原则。最好能在医生指导下辨证练功。静功以内养功、因是子静坐法为好，通过练静功，可以培补元气、调整阴阳。动功以八段锦等为主，可以调整脏腑功能，疏通全身气机、通经活络，使全身气血调畅。叩齿漱津功简便易行，能滋阴降火，也适合糖尿病患者习练。

⑤ 练功者的心境

《黄帝内经》指出："恬淡虚无，真气从之，精神内守，病安从来。"这既是常人养生的基本原则，更是对练功者的基本要求。练功者要尽量避免不良情绪的刺激，勿大怒、大喜、大悲，应该保持乐观的情绪和良好的心境。

⑥ 练功前的准备工作

练功前不能过饱过饥、过于劳累，要穿平底鞋、宽松的衣服，并排空大小便，放松腰带，避免影响气机运行。练功前20分钟则应停止各项剧烈的体力劳动和脑力劳动，如跑步、下棋、打扑克牌等。

⑦ 练功中的注意事项

练功其实是在调形、调息、调神。调形就是调身，强调全身放松、松而不弛。调息就是调呼吸，应注意一呼一吸，和缓调匀。调神也就是调心、调意，以求达到平心静气、以意领气的目的。

⑧ 收功时的注意事项

收功强调一个"稳"字。练功完毕，应该注意不能仓促结束。一定要静守丹田片刻，待气归丹田后再缓缓收功。

另外，还应该特别强调，导引锻炼贵在坚持。糖尿病患者在练功过程中既要抱定必胜的信心，又不可盲目乐观，更不能不遵医嘱，贸然停药。

■ 足部按摩：坚持每晚温水泡脚后，搓足底涌泉穴 100 次，用力推揉足内侧弓 100 次。研究表明，足内侧弓为胰岛神经反射区，推揉足内侧弓或对胰岛素功能恢复有益。

特别要引起注意的是，温水泡脚（包括中药足浴）一定要注意水温。温度过高可能引起烫伤，甚至引起足坏疽等。因为糖尿病老年患者，尤其是糖尿病周围神经病变患者对温度的感觉能力降低，特别容易导致烫伤。

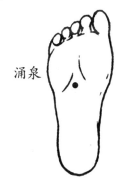

涌泉

一位家住北京市朝阳区的男性患者患有糖尿病肾病、心脏病、周围神经病变等多种并发症，大便干，夜尿频多，经中西医结合治疗，心肾功能稳定，病情好转。但因双脚仍有麻痛、冷凉感，于是他就听信偏方，用热水泡脚，结果导致烫伤，继发感染，进而引起糖尿病足坏疽，高热不退。等到他入院治疗时，情况已经非常严重，很快就引起急性心衰，命归不治，教训尤其深刻。

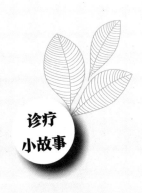

诊疗小故事

阳明乙型体质的糖尿病调治与养生方略

阳明乙型体质也可以称为阳明胃热阴虚体质。这类人一般平素体格稍弱，体形偏瘦，体力稍差，而精力充沛，食欲好，有便秘倾向，比较怕热。该体质者胃阳比较亢盛，热盛则伤阴，阴虚则生虚热，所以有咽干口渴、心烦失眠的倾向。如果过嗜煎炸烧烤之物，积热日久，就可导致阴虚胃肠结热证。临床常表现为咽干、口渴引饮、消谷善饥、五心烦热、睡眠差、腰膝酸软、大便干结、舌质红、舌苔黄干或薄黄、脉细数或滑数。

 药物调治

■ **中成药**：阳明乙型体质可根据具体症状选用麻仁润肠丸，有清热泻火、润肠通便之效。

名方故事：麻仁润肠丸

源自《伤寒杂病论》中的麻子仁丸，由大黄、枳实、厚朴、麻子仁、芍药、杏仁、白蜜组成，又称脾约麻仁丸。可以滋阴泄热、润肠通便，适用于素体阴虚，胃阳亢盛，脾为胃行津液的功能受到制约，津液不能正常输布，表现为大便硬、小便频多者。临床上麻子仁丸证主要见于老人、虚人习惯性便秘，但该方也可用于治疗消渴病（糖尿病）、胸痹（冠心病）、中风（脑血管意外）、老年痴呆、老年前列腺增生症、神经性遗尿等。

■ **汤药**：阳明乙型体质之人患糖尿病，通常需要采取清泄结热、滋阴增液的治法。在辨证的基础上可酌情选用增液汤、增液承气汤、麻子仁丸等中医方剂加减化裁使用，应该在医生指导下辨证用药。

名方故事：增液汤

出自清代吴鞠通所著《温病条辨》一书，由玄参、连心麦冬和细生地三味药组成，吴鞠通称之为"咸寒苦甘"之法，用于治疗素体阴虚之人，患温病后数天没有大便的病症。因为温热之邪本身就会耗伤人体的阴液，而素体阴虚之人更不耐温热之邪的侵袭。此时已有很多天没有大便，应该使用攻下的方法，但患者素体阴虚，不耐攻伐，故而吴氏想出一条计策，称之为"增水行舟之计"。他将肠道比喻为河道，将粪便比喻为舟船，河道缺水，舟船就要搁浅，那么增加河道的水流，舟船自然就能顺流而下了。

增液汤就是这样组方与命名的，吴氏称这种方法是"寓泄于补"，虽然用的是补药，但是在补虚的同时又可以起到攻下实邪的作用。如果单纯使用增液的方法，大便还没有排出，再加入有攻下作用的大黄和芒硝，则称为增液承气汤。阳明胃热阴虚体质、少阴阴虚体质患糖尿病后出现大便不通，有可能表现为增液汤和增液承气汤证。

针灸按摩调治

阳明乙型体质之人在进行针刺或点按治疗时，可参考选用支沟、天枢、脾俞、胰俞、胃俞、肝俞、肾俞、大肠俞、曲池、臂中、合谷、足三里、昆仑等穴位，**或请医生针刺，或可自己点按。**有通调脾胃和肝肾、滋阴通便之效。

🍎 自我养生保健攻略

■ **饮食药膳**：饮食应该以清淡为好，少吃油，禁食辛辣刺激性食品和羊肉、狗肉、荔枝、桂圆、榴莲等热性食物，可以适当多吃高纤维食物，多吃粗粮、蔬菜、水果，如芋头、玉米、海带、白木耳、黑木耳、燕窝、荸荠、百合、海蜇、芹菜、茄子、胡萝卜、白萝卜、黄瓜、苦瓜、苦苣、丝瓜、桃子、沙梨等。苦瓜对血糖控制有好处，较适合胃热阴虚的糖尿病患者食用。

药食同源

百合

味甘、性平，有养阴润肺、清心安神的功效。常用于治疗肺系疾病、精神类疾病，如阴虚久嗽、咳血、热病后余热未清、虚烦惊悸、神志恍惚等。《神农本草经》中载百合"主邪气腹胀、心痛，利大小便，补中益气"；《名医别录》中明确指出百合能治痞满；《药性论》中也记载其能"除心下急、满、痛"。现代临床多用百合治疗胃脘痛，有百合乌药散、百合丹参饮等效方。

决明子绿豆茶：草决明 30g，绿豆 50g，文火久煎，代茶频饮。功能：清肝胃之火，通便明目。草决明 15~30g，泡水当茶饮，可用于治疗习惯性便秘，尤其适合代谢疾病伴有便秘者。

海带豆腐汤：海带50g，豆腐半斤，酱油少许，炖汤食用。功能：化痰降脂，有防治动脉硬化和通便作用。

凉拌银耳：白木耳50g，清水浸泡备用。香油适量，甜叶菊1片清水浸过，食盐少许，凉拌佐餐。功能：滋阴润肠。

凉拌萝卜丝：白萝卜或青萝卜、心里美萝卜切丝，稍加盐、食醋、香油，凉拌佐餐。

萝卜（莱菔、芦菔）

生者味辛甘、性凉，熟者性味甘温，能消积滞，化痰热，下气和中。清代王孟英所著《随息居饮食谱》中记载："消渴，芦菔煮猪肉频食，或捣汁和米煮粥食亦可。"唐代咎殷所著《食医心鉴》记载用"萝卜绞汁一升，饮之"的方法治疗消渴口干。现代研究发现萝卜含芥子油、淀粉酶和粗纤维，具有促进消化、增强食欲、加快胃肠蠕动和止咳化痰的作用。

■ 心理调养：阳明乙型体质之人，一般会比较重视糖尿病治疗。重视是好事，但不能过于在意。原则上讲，就是要在战略上藐视疾病，在战术上重视疾病。密切关注血糖等指标的控制情况，及时调整饮食起居，则有利于血糖控制。

■ 腹部按摩：两手相叠，顺时针按摩36圈，每日2次。这样能促进胃肠蠕动，有利于大便排出。同时，应该注意养成定时排便的习惯，最好在晨起排便。排便之前双手相叠，从右上腹到左上腹，再到左下腹，顺结肠走向依次推揉。形成条件发射后，一经推揉则有便意，如此可保证每日顺利排便。一般来说，腹部按摩推揉，顺时针为泻，逆时针为补。所以大便不通者，要求顺时针推揉。

■ 中药渍渍：可使用中药泡脚，推荐方药如下：鸡血藤30g，芒硝15g，桃仁15g，红花15g，文火煎煮，先熏足，药液放温后泡脚。功能：活血通络，滋润皮肤。方药外用勿内服，注意水温，防止烫伤。临床观察发现，该体质糖尿病患者常见皮肤干燥，芒硝有滋润的作用，桃仁、红花不仅可以活血化瘀，还含有油性成分，也有滋润皮肤的作用，非常适合糖尿病伴有足部皮肤干燥、皲裂或有鸡眼者。

诊疗小故事

北京东城区有位李大爷，患2型糖尿病10余年伴前列腺肥大，血糖控制不理想；大便干，六七天1次；小便多，每晚六七次，排尿后入睡，睡一会儿又想排尿，连老伴休息都受影响。李大爷找我看病，辨体质后发现其为阳明乙型体质之人，证属胃热阴虚，中医古称"脾约"之证，认为是胃肠有热，脾为胃行津液的能力受到制约，水液偏渗膀胱，所以大便干、小便多。于是我给他用了麻子仁丸加味方，配合腹部按摩、饮食调理，3个月后，李大爷不仅大便通畅、小便次数变少了，而且复查糖化血红蛋白也接近正常了。

第二章 少阴体质的糖尿病调治与养生方略

研究发现，在少阴体质人群中，少阴阴虚（即少阴乙型）体质者容易发生糖尿病。少阴阴阳俱虚（即少阴丙型）体质者，有时也可发生糖尿病。

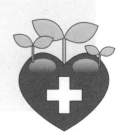

少阴乙型体质的糖尿病调治与养生方略

少阴乙型体质也可以称为少阴阴虚体质。这类人平素体质比较弱，一般体形瘦长，体力尚好，精力比较充沛，食欲比较好，思维敏捷或比较喜欢思考，代表人物是诸葛亮。这类体质者常为知识分子、聪明人，睡眠较少或有失眠倾向，多见于体瘦的 2 型糖尿病者。因为素体肾阴亏虚，阴虚则火旺，加之经营谋略，用脑过度，心火内生，火热伤阴耗气，则可发生糖尿病。临床常表现为头晕眼花、咽干口渴、五心烦热、失眠健忘、腰膝酸软或乏力、尿黄、大便偏干、舌红苔薄黄、脉细数。

药物调治

中成药：少阴乙型体质可根据具体症状选用六味地黄丸、知柏地黄丸、麦味地黄丸等药物。

名方故事：六味地黄丸

出自宋代名医钱乙所著《小儿药证直诀》，由熟地黄、山茱萸、山药、茯苓、泽泻和牡丹皮六味药组成；有滋阴补肾之效，被后世奉为滋补肾阴的祖方。其临床应用范围非常广泛，主治肾阴不足之头目晕眩、耳鸣耳聋、舌燥喉痛、齿牙动摇、腰膝疼痛、遗精淋浊、自汗盗汗以及消渴等症。适用于少阴阴虚体质之糖尿病患者，脾虚、食欲不振、大便溏稀者慎用。

知柏地黄丸出自《景岳全书》，其组成为六味地黄丸加知母、黄柏；在滋阴补肾的同时，擅长于清相火，有滋阴降火的功效；适用于肝肾阴虚、虚火上炎证，症状表现为头目昏眩、耳鸣耳聋、虚火牙痛、五心烦热、腰膝酸痛、血淋尿痛、遗精梦泄、骨蒸潮热、盗汗颧红、咽干口燥、舌质红、脉细数者。现代研究发现，知柏地黄丸对肾阴虚损、阴虚火旺引起的神经衰弱、甲状腺功能亢进、糖尿病、眩晕、高血压、男性不育、反复发作性血精、肾病综合征、尿路感染、前列腺炎、围绝经期综合征、氨基苷类药物引起的耳毒性症状以及顽固性盗汗等病症均有明显的治疗和改善作用。

麦味地黄丸，又叫八仙长寿丸，出自《寿世保元》一书，即六味地黄丸加麦冬、五味子组成；除滋阴补肾作用外，还可以养阴润肺，是滋补肺肾的方剂；主治肺肾阴虚证之虚烦劳热、咳嗽吐血、潮热盗汗；适用于糖尿病口干舌燥、小便频数、脉细而数、舌红少苔者。

■ 汤药：少阴乙型体质之人患糖尿病，通常需要采取滋阴补肾兼以清热的治法。可以根据具体的证候表现，在辨证的基础上酌情选用六味地黄丸、参芪地黄汤等方剂加减化裁。注意应在医生指导下辨证用药。

针灸按摩调治

少阴乙型体质之人在进行针刺或点按治疗时，可参考选用脾俞、胰俞、胃俞、肝俞、肾俞、大肠俞、足三里、三阴交、昆仑、涌泉等穴位；或请医生针刺，或自我点按；有通调脾胃、滋阴补肾之效。

🍎 自我养生保健攻略

■ 饮食药膳：饮食应该以清淡为好，适当多吃高纤维食物，包括粗粮、蔬菜、水果等，如芋头、玉米、海参、淡菜、海带、芹菜、山楂、乌梅、百合、荸荠、藕、沙梨、燕窝、黑木耳、桑葚、黑芝麻等有补肾功效的食材。

荸荠（马蹄）

其生者性寒、味甘，其熟者性平；专入肝、肾、大肠，有清热、消食等功效。脾胃虚寒者不宜食用，易导致腹胀；小儿在秋季亦不适合进食，或可蒸煮后少量食用。中医古籍记载：荸荠煅用可止血崩；捣汁和酒温服可以治疗便血；酒浸、黄泥封藏后取食可治疗赤白痢；澄取淀粉点目能去目翳。因其生长于泥中，外皮和内部都可能附着细菌和寄生虫，故一定要洗净；在没有特殊使用要求时最好煮熟食用。

清代医家吴鞠通所著《温病条辨》中记载一个叫"五汁饮"的方子，其口感良好，由梨汁、荸荠汁、鲜苇根汁、麦冬汁、藕汁（或蔗浆）组成；具有"甘寒救液"的作用，主治温病、热病以及肺胃津液大伤之口中燥渴之症；可以凉服，不喜凉者可炖汤温服。现代研究发现荸荠不仅可以促进人体代谢，还具有一定的抑菌功效。荸荠含抗菌成分荸荠英，它对金黄色葡萄球菌、大肠杆菌及绿脓杆菌均有一定的抑制作用。

桑麻荷叶汤：桑叶 15g，黑芝麻 15g，荷叶 15g，甜叶菊 3 片，同煎煮，代茶频饮。功能：养阴补肾，乌须发，通大便。

三子桑叶茶：枸杞子 15g，女贞子 15g，五味子 15g，桑叶 15g，清水煎煮成汤，频频饮用即可。功能：补肾养肝，明目降糖，降低转氨酶。

糖尿病清滋膏方：生、熟地各 30g，山萸肉 15g，生山药 15g，西洋参 60g，枸杞子 15g，天花粉 30g，葛根 30g，丹参 30g，三七 60g，蚕沙 60g，桑叶 30g，牛蒡子 30g，夏枯草 30g，玄参 25g，知母 25g，黄精 15g，地骨皮 60g，桑白皮 60g，白芍 25g，沙参 15g，麦冬 15g，黄连 15g，黄芩 12g，黄柏 12g，荔枝核 30g，仙鹤草 30g，肉桂 10g，陈皮 10g，炒麦芽 15g，炒山楂 30g。每日 1 剂，水煎服。

制作方法：上药加清水浸泡，文火久煎，再煎浓缩。然后加入龟板胶 100g、阿胶 100g 共融成膏。最后再加入木糖醇 150g 矫味。备用，每次 1 匙，每日 2 次，空腹服用。

功能：滋补肾阴，兼以清热生津、活血化瘀。适用于糖尿病少阴阴虚体质之人，症状表现为乏力咽干、烦热口渴、腰膝酸软者。

诊疗
小故事

张某，男，43岁，山东某市政府秘书。平素工作忙，经常为领导写材料，加班熬夜是常事。后体检发现糖尿病，自觉头晕目眩，腰膝酸软，五心烦热，睡眠差；不能胜任秘书工作，非常苦恼，请中医治疗。辨体质属于少阴阴虚体质，即诸葛亮型，辨证属于阴虚火旺，所以给予知柏地黄丸配合黄连阿胶汤加味方，注意饮食调理，治疗半年后血糖恢复正常。随访5年，血糖始终稳定在正常范围。可见，对于2型糖尿病患者，尤其是初发2型糖尿病患者，只要调养得当，积极接受中医药治疗，完全有可能使病情长期保持稳定。说中医药不能降糖者，非也。古人云"言不可治者，未得其术也"，就是这个意思。

■ 心理调摄：少阴乙型体质之人心思细腻，办事认真，患病后往往每日盯着血糖指标，容易产生焦虑情绪，严重者可以表现为心烦失眠。这类体质患者建议采用运动疗法，尤其应加强户外运动，合理安排生活起居，不要整天盯着血糖指标。应多与病情控制良好的病友交流，打开心扉，放松情绪。情绪不宁、焦虑的患者还可通过练习导引功法来调神调息，安定情绪。

■ 练功：少阴乙型体质患者适宜学习"养肾止消功"。

养肾止消功操作方法

起势：松静站立，两脚分开与肩同宽，两脚平行，足趾抓地，微屈膝髋。两目半合半开，眼帘微垂，舌抵上腭。

功法：两手从体侧缓缓放于脐下丹田部位，两手重叠，左手在上，右手在下。自然呼吸，神意内守，自觉手下微热时改为腹式呼吸，吸气时小腹外凸，呼气时收腹提肛，意守掌下丹田处。如此练习 15~20 分钟。

收功：两目缓缓睁开，两手缓缓从丹田部位放于体侧，抖动四肢，放松全身关节。

导引功法是中医调治糖尿病的重要手段之一。巢氏消渴候宣导功等传统功法以及当代养生家提出的内养功等，都对糖尿病患者有所助益，只是不能迷信而已。因练功自我感觉良好，盲目乐观，停用中、西药物，放弃规范化治疗，是非常危险的。

巢氏消渴候宣导功

由隋代巢元方《诸病源候论》首先提出，主要适用于口渴多饮、小便异常的消渴病患者，开导引功法治疗糖尿病之先河。新中国成立以后，北戴河疗养院刘贵珍先生发掘了内养功；吕仁和教授更把内养功和八段锦结合起来，运用于糖尿病治疗，取得了较好疗效。其他如叩齿漱津功、因是子静坐法、鹤翔庄等效果也很不错。巢氏消渴候宣导功共分3步，要求每日习练2~3次。具体步骤如下：

① 静卧悬腰行气

宽衣解带，安静仰卧。腰部舒展悬空，用骶部抵住床席。两手自然置于身体两侧，双目微闭，舌抵上腭。用鼻连续进行5次深、细、匀、长的呼吸，伴随呼吸节律，鼓起小腹。

② 引肾搅海咽津

接下来用舌在唇齿之间自上而下、自左而右搅动9次；之后再由上而下、由右至左搅动 9 次,鼓漱 18 次。将口中产生的津液分数口徐徐咽下,然后静卧数分钟。

③缓行收功

接上式,起立并平稳走出户外,在空气新鲜、树木葱茏、环境幽静的地方缓缓步行。保持愉快、轻松的心境,行 120~1000 步。

■ 中药溻渍:可使用中药泡脚,推荐方药如下:紫草 30g,桃仁 12g,红花 12g,文火煎煮,先熏足,待药液放温后泡脚。同时每晚搓足底涌泉穴 100 次。功能:活血润肤,引火下行。也可以于每晚睡前温水泡脚,搓涌泉,推揉足内侧弓,有利于改善睡眠。方药外用,切勿内服,注意水温,防止烫伤。

少阴丙型体质的糖尿病调治与养生方略

少阴丙型体质也可以称为少阴阴阳俱虚体质。这类人平素体质虚弱,一般体形瘦或虚胖,体力比较差,精力亦差,既怕冷又怕热,食欲一般或较差;容易疲倦,整天自觉昏昏沉沉,睡眠较多,但睡眠质量差。这类体质者较少直接发生糖尿病。但临床观察发现,糖尿病久病患者热伤气阴,阴损及阳,表现为少阴心肾阴阳俱虚证的非常多,症状可见口干多饮、五心烦热、小便清长、夜尿频多,或畏寒神疲、腰膝酸冷、神疲乏力、汗多易感、耳鸣耳聋、健忘、阳痿、性淡漠、大便不调、舌休胖大、舌苔少，亦可见白苔或苔黄水滑，脉沉细或沉细而数。

🍎 药物调治

■ 中成药：少阴丙型体质可根据具体的症状选用金匮肾气丸、右归丸等阴阳双补的药物。如有性功能减退及尿频者，可用五子衍宗丸；肢体水肿、小便不利者可用济生肾气丸。

专家提示

金匮肾气丸

目前市面上出售的金匮肾气丸，从其组成上来看实际上是济生肾气丸，也就是比金匮肾气丸多了牛膝、车前子两味药物。因此，如果肾阴阳两虚而无明显肢体水肿者，可选用桂附地黄丸。

■ 汤药：少阴丙型体质之人患糖尿病，通常需要采取滋阴助阳、补肾摄精的治法。在辨证的基础上可酌情选用肾气丸加减为方。应该注意在医生指导下辨证用药。

🍃 名方故事：肾气丸

出自东汉医圣张仲景所著《金匮要略》一书，故而又称金匮肾气丸；由熟地黄、山药、山萸肉、茯苓、丹皮、泽泻、桂枝、附子八味药组成，所以也叫八味丸。我们熟知的六味地黄丸就是由肾气丸去掉桂枝、附子化裁而成。熟地黄、山药、山萸肉合称"三补"，能滋阴补肾；茯苓、丹皮、泽泻合称"三泻"，有补有泻则补而不滞；再加少量桂枝、附子可温肾助阳。肾气丸实际上是阴中求阳、阴阳双补的方剂。

为了更好地理解肾气丸的作用，不妨打一个比方，将我们的肾想象成一口大锅，若釜中有水，釜底有火，便能蒸汽氤氲，生机勃勃；若肾中阴阳协作，便能使肾气缓缓而生，充养人身。熟地黄、山药、山萸肉等药物能滋阴补肾，如同向锅中添水，可使锅内不干涸；而桂枝、附子如同在锅底微微生火，使水能化气。

古人主要用肾气丸治疗肾虚饮停、肾虚腰痛、少腹拘急、小便不利，以及"男性消渴，以饮一斗，小便一斗"，"妇女怀孕，转胞不得小便，烦热，倚息不得卧"等。其现代临床应用范围特别广，主治范围涉及神经、内分泌、免疫、消化、循环、呼吸、泌尿生殖等多个系统，涵盖内、外、妇、儿、口腔、五官、皮肤、老年病等多个学科的众多疾病，如糖尿病性膀胱病、糖尿病肾病、慢性前列腺炎、肾积水、男性不育症、老年性尿失禁等；适用于糖尿病及其并发症表现为肾阴阳俱虚者，以及少阴丙型体质者。

❧ 名方故事：济生肾气丸

出自南宋严用和《济生方》一书，由金匮肾气丸加牛膝、车前子组成；除了滋阴、温阳、补肾的作用外，还可以利水，具有温肾化气、利水消肿作用；可用于肾虚水肿、腰膝酸重、小便不利、痰饮喘咳。现代医家有用其治糖尿病肾病水肿、糖尿病周围神经病变伴腰膝酸冷、肢体麻痛者，有一定疗效。

另外，还有左归丸与右归丸，出自明代医家张介宾所著《景岳全书》，也可以归入肾气丸的大家族，因为两者都是由肾气丸变化而来。那么其命名有什么道理呢？人身有两肾，中医学认为左肾藏真阴，右肾藏元阳，因此左归丸、右归丸的命名就是建立在这个认识之上的。左归丸主治真阴肾水不足，因此称"左"；右归丸主治元阳不足、命门火衰，故而为"右"。

左归丸即六味地黄丸去茯苓、丹皮、泽泻，加菟丝子、枸杞子、鹿角胶、龟板胶、川牛膝，具有滋肾阴、填精补髓的作用；主要适用于阴血亏虚引起的腰膝酸软、头晕耳鸣、自汗盗汗、口干、遗精、舌光色红、脉细数等。该方在滋阴之物中又配以血肉有情之味及助阳之品，补力较峻，常用于肾阴亏损较重者，意在以丸剂缓图之；临床用于糖尿病肾病、糖尿病合并性功能障碍等。

右归丸即肾气丸去茯苓、丹皮、泽泻，加枸杞子、菟丝子、鹿角胶、杜仲组成，在温补肾阳的同时又有填精益髓之效；主治肾阳不足、命门火衰、神疲气怯、畏寒肢冷、阳痿遗精、不能生育、腰膝酸软、小便自遗、肢节痹痛、周身水肿，或脾胃虚寒、饮食少进、呕恶腹胀、胃噎膈、脐腹疼痛、大便不实、泻痢频作。现代研究发现本方能增强机体免疫功能，对抗免疫功能低下，调节内分泌激素水平，延缓衰老；治疗糖尿病肾病、男性不育、乳糜尿、性功能减退、肾病综合征、老年骨质疏松症、坐骨神经痛、肥大性脊椎炎、慢性支气管炎、腰肌劳损、贫血、白细胞减少症等证属肾阳不足者。

🍎 针灸按摩调治

少阴丙型体质之人在进行针刺或点按治疗时，可参考选用脾俞、胰俞、胃俞、肝俞、肾俞、大肠俞、足三里、三阴交、昆仑、涌泉等穴位，或医生针刺，或自我点按。有通调脾胃、滋阴补肾之效。可以配合使用艾灸，灸关元或雀啄灸足三里，有温阳补肾、益气扶正之效。

🍎 自我养生保健攻略

■ **饮食药膳**：饮食应该以清淡为好，适当多吃高纤维食物，包括粗粮、蔬菜、水果等，如芋头、玉米、洋葱、大葱、韭菜花、黑木耳、羊肉、海参、虾仁以及山楂、桑葚、黑芝麻等有补肾功效的食材。

羊肉虽是冬令补品，但同时也是最易使人上火的肉类之一。因此，热性体质者最好不食用或少进食羊肉。清代王孟英《随息居饮食谱》认为羊肉"多食动气生热"，因此"实感前后，疟痢疳疸，胀满癫狂，哮喘，霍乱诸病及痧痘，疮疥初愈均忌"，就是说有外感或者得了热性病时，应慎食羊肉。

羊　肉

　　其五行属火，性温，具有很好的温中补虚作用。清代名医王孟英《随息居饮食谱》中说"羊肉性味甘温，有暖中、补气、滋营之效，可以御风寒、生肌健力、利胎产、愈疝、止疼"。羊肉适宜少阴阳虚、阴阳两虚体质者以及太阴阳虚体质者食用；产后虚弱、腹部冷痛、畏寒肢冷、腰膝酸软、小便清长、大便稀溏、贫血者也适合进食羊肉。医圣张仲景所著《金匮要略》就载有"当归生姜羊肉汤"，用于治疗寒疝腹痛、产后腹痛、虚劳不足之证。

　　九子补肾汤：枸杞子 15g，菟丝子 15g，五味子 15g，女贞子 15g，沙苑子 15g，蛇床子 15g，韭菜子 15g，覆盆子 15g，金樱子 15g，文火煎煮成汤，频频饮用。功能：补肾养肝，降低转氨酶，改善性功能。

　　黄芪鲤鱼汤：生黄芪 60g，陈皮 15g，生姜片 9g，冬瓜皮 30g，鲤鱼 1 条（1 斤左右）文火清炖，稍加酱油喝汤。功能：补气和胃、利水消肿，能提高血浆白蛋白，改善糖尿病肾病水肿症状。药王孙思邈在《千金方》中就提到运用鲤鱼汤治疗水肿。鲤鱼性味甘温，具有除湿利水功效，可以治疗小便不利、水肿胀满。另外，鲤鱼本身含有丰富的优质蛋白质，少量服用可以补充血浆白蛋白。

黄芪

以内蒙产者为良，芪本作"耆"，是补益药之元老重臣的意思；味甘性、微温，归肺、脾经；能益气固表，利水消肿，托毒生肌。现代研究结果显示，黄芪根含黄芪苷、胡萝卜苷、黄芪多糖等，有增强免疫力、调节血糖、减少肾炎蛋白尿等多方面的作用，是临床治疗免疫病、糖尿病、肾炎等多种慢性疾病的常用药品。

名医祝谌予教授常用黄芪配合生地、苍术、玄参、葛根、丹参等组成降糖基本方。更有补中益气汤、升陷汤等升阳举陷之名方，方中黄芪常配伍升麻、柴胡、桔梗，能治糖尿病性心脏病伴心功能不全；名方补阳还五汤益气、活血、通络，能治疗糖尿病脑血管病变伴中风之半身不遂，以及糖尿病足伴肢体麻痛等。

糖尿病双补膏方：生、熟地各 30g，山萸肉 15g，生山药 15g，黄精 15g，生晒参 60g，黄芪 60g，枸杞子 30g，菟丝子 30g，五味子 30g，女贞子 30g，沙苑子 30g，蛇床子 30g，韭菜子 30g，覆盆子 30g，金樱子 30g，葛根 30g，丹参 30g，三七 60g，蚕沙 60g，桑叶 30g，牛蒡子 30g，玄参 25g，知母 25g，黄连 15g，黄柏 12g，地骨皮 60g，白芍 25g，淫羊藿 60g，葫芦巴 60g，荔枝核 30g，翻白草 90g，仙鹤草 90g，肉桂 15g，陈皮 10g，炒麦芽 15g，炒山楂 30g。每日 1 剂，水煎服。

制作方法：上药加清水浸泡，文火久煎，再煎浓缩。然后加入龟板胶 100g、鹿角胶 100g，共融成膏。最后再加入木糖醇 150g 矫味。每次 1 匙，每日 2 次，空腹服用。

分清体质 **降** 血糖

功能：滋阴壮阳、益气补肾，阴阳双补，气血两调。适用于糖尿病患者久病后，阴阳俱虚伴性功能减退者。

■ **心理调摄**：少阴丙型体质之人性格比较内向，甚至有性情

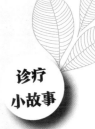

马某，男，79 岁，患 2 型糖尿病伴前列腺肥大。自述平素畏寒，腰膝酸冷，夜尿频多。长期口服降糖药，血糖控制不良，要求中医药治疗。经追问，辨别其为少阴阴阳俱虚体质，辨证为肾虚不固。所以在肾气丸基础上为老先生处以糖尿病双补膏方，每次 1 匙，每日 2 次，空腹服用，以滋阴壮阳、益气补肾。患者坚持服用 3 个月后，血糖接近正常，畏寒肢冷、腰膝酸软、夜尿频多等症状明显减轻。足见膏方若能够对证，也同样可以取得较好疗效。

孤僻悲观者一遇到病情加重，就容易悲观失望，常常对治疗缺乏信心，也不愿与医生合作。因为平素胆小怕事，往往存在恐惧心理和焦虑情绪，所以常伴有神疲倦怠、心悸失眠、心神不宁、多梦易惊、食欲减退、悲伤欲哭等症状。

这类体质患者应在家人和医生鼓励下树立战胜疾病的自信心，要善于从病情控制良好的病友身上汲取力量；适当增加户外运动，多接触阳光；遇事看开些，放松情绪，保持良好心态，减轻心理负担，自觉走出悲观绝望的误区。男科专家李海松教授曾这样讲：年轻的时候要看远些，人到中年要看透些，老年人要看开些，能够将事情看开，自然也就没有什么烦恼了。

■ 练功：少阴丙型体质之人适合练习内养功。内养功为当代养生名家、北戴河疗养院刘贵珍发掘出的，适合于慢性病患者习练的功法。此内养功与传统站桩功、八段锦、巢氏消渴候宣导功法相结合，常有事半功倍之效。内养功的练功姿势包括仰卧位、侧卧位、端坐位、盘腿四种。初学者以卧式为宜，其后再练坐式、站式。要求练习者感觉自然舒适，充分放松。

仰卧式，要求平身仰卧床上，躯干正直，两臂置于身体两侧，十指松展，掌心向上，下肢自然伸直，脚跟相靠，足尖自然分开。

侧卧式，要求侧卧于床上，头微前俯，脊柱微向后弓，呈含胸拔背的姿势。右侧卧时则右上肢自然弯曲，五指舒展，掌心向上，置于耳前。左上肢自然伸直，五指伸开，掌心向下，放于同侧髋部。右下肢自然伸直，左下肢膝关节屈曲120°，膝部轻放于右下肢膝上。若为左侧位，四肢体位则与其上相反。双目微闭，以便意念集中。

坐式，要求端坐于椅子上，头微前俯，含胸拔背，松肩垂肘，十指舒展，掌心向下，轻放于大腿膝部。两腿平行分开，与肩同宽，小腿与地面垂直，膝关节屈曲90°，双目微闭。

内养功重视调整呼吸，主要是练腹式呼吸，常用呼吸法有如下三种。

① 用鼻呼吸。先行吸气，吸气时舌顶上腭，同时鼓起腹部。吸气毕，停顿片刻，然后再把气缓缓呼出。呼吸形式为吸—停—呼。呼气时把舌放下，同时收起腹部。以"养正气"三字为例，

吸气时默念"养"字，停顿时默念"正"字，呼气时默念"气"字。无论字多字少，均分三段默念完。

②用鼻呼吸或口鼻兼用。先行吸气，随之徐徐呼出，再行停顿。呼吸形式为吸—呼—停。如此反复，默念字句及舌之收放同上法。

③用鼻呼吸。先吸气少许后停顿，之后再吸气，然后将气徐徐呼出。呼吸形式为吸—停—吸—呼。

注意：内养功重视意守法，最常用意守丹田法。一般练功一段时间后，吸气时会感觉有气进入小腹，这就是练功家常说的"气贯丹田"。久练内养功可扶正益气，调节神经、内分泌，提高免疫力。

■中药溻渍：可使用中药泡脚，推荐方药如下：紫草 30g，吴茱萸 12g，肉桂 12g，文火煎煮，先熏足，待药液放温后泡脚。同时每晚搓足底涌泉穴 100 次。功能：活血润肤，引火下行。方药外用，勿内服，注意水温，防止烫伤。也可于每晚睡前温水泡脚，搓涌泉，推揉足内侧弓，有利于改善睡眠。

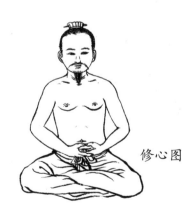

修心图

第三章 厥阴体质的糖尿病调治与养生方略

研究发现，在厥阴体质人群中，厥阴甲型和厥阴乙型体质者容易发生糖尿病，同时容易并发高血压。

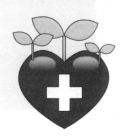

厥阴甲型体质的糖尿病调治与养生方略

厥阴甲型体质也可以称为厥阴肝旺体质。这类体质之人平素体格壮实，体力好，精力充沛，食欲佳，代表人物是张飞。这类人通常控制情绪的能力差，性格多暴躁易怒，做事不计后果。如此则易内生肝火，或肝气郁而化热，伤阴耗气或引动肝阳上亢，造成糖尿病、高血压。还可并发脑血管疾病、眼底出血等。临床症状常表现为头晕面赤、烦热口渴、大便偏干、小便黄、舌红苔黄、脉弦大有力。

药物调治

■ 中成药：厥阴甲型体质糖尿病患者可根据具体症状选用天麻钩藤颗粒、松龄血脉康等药物。

■ 汤药：厥阴甲型体质之人患糖尿病，通常需要采取平肝清热的治法。可以在辨证的基础上，酌情选用镇肝熄风汤等方剂加减化裁。注意应在医生指导下辨证用药。

针灸按摩调治

厥阴甲型体质之人在进行针刺或点按治疗时，可参考选用曲池、臂中、外关、合谷、肾俞、肝俞、胰俞、足三里、三阴交、支沟、太冲、委中、昆仑等穴位，或由医生针刺，或自我点按，以调肝为主，兼调他脏。

自我养生保健方略

■ **饮食药膳**：饮食应该以清淡为好，适当多吃高纤维食物，如芋头、玉米、海带、芹菜等。芹菜和苦丁茶有降血压的效果，尤其适合厥阴甲型体质伴高血压者。

夏桑菊茶：夏枯草 15g，桑叶 15g，菊花 12g，同煎，代茶频饮。功能：清肝泻火，兼有明目之效。

苦丁茶饮：苦丁茶 15g，甜叶菊 3 片，开水冲泡，频频饮用。功能：清肝泻火，有利于控制血压。

降糖良药

桑

　　记得有一段河南坠子，唱的就是包公赞桑的故事："太阳出来白花花，照在东京帝王家。正宫娘娘生太子，文武群臣抱金花。只有包公他特别，乌纱帽边桑条插。万岁爷一看心好恼，推出午门就要杀。包公上前施一礼，言说万岁听根芽。桑叶本是蚕家宝，桑枝更是医家药。人吃桑葚甜似蜜，蚕吃桑叶吐黄纱。桑叶辛凉能疏风，桑枝舒筋治手麻。枝干长成做成叉，打麦场上缺不了它。桑树全身都是宝，宋家江山万代花。万岁爷一听心欢喜，三杯御酒赐南衙。"

　　桑叶为桑科落叶小乔木植物桑的树叶，一般认为经霜者更佳，所以又有"霜桑叶"的别称。清代名医吴鞠通因其外形纹络似肺，悟出桑叶最善清宣肺气之理，发明了名方桑菊饮，用于治疗风热咽痛、咳嗽。现代有治疗感冒的中成药桑菊感冒片，适应证就是这种风热感冒。桑叶味苦甘、性寒，归肺、肝经，除了能疏散风热，治疗风热感冒、咳嗽外，还有清肝明目作用。有古方"桑麻丸"，是桑叶与黑芝麻同用，主要用于治疗肾虚脱发、视物模糊等。李时珍《本草纲目》更指出"桑叶乃是阳明之药，煎汁代茗，能止消渴"，认为可用桑叶煮水代茶饮用，治疗糖尿病。现代药理研究结果显示，桑叶所含 6- 脱氧野尻霉素有类似于葡萄糖苷酶抑制剂的作用，可以有效降低餐后血糖。所以用桑叶治疗 2 型糖尿病，尤其是以餐后血糖升高为特征者有效。现在临床上常用桑叶治疗糖尿病视网膜病变之眼目干涩、视物模糊等症状。

桑白皮是桑树根的内层皮，味甘微苦、性寒，归肺经，能清泄肺火，降气平喘，利水消肿。李时珍《本草纲目》载桑白皮能"泻肺，利大小肠，降气，散血"，所以常被用于治疗肺热咳喘、咳血以及水肿等。临床常用桑白皮治疗糖尿病合并呼吸道感染之咳嗽痰黄、肺结核咳血、胸腔积液以及肺心病之心衰、水肿等，皆有一定疗效。

北京中医药大学东直门医院内科很多年前曾收治一位肺结核咳血患者，清肺凉血诸法无效。名老中医秦伯未查房时加入桑白皮一味，结果应手取效。为什么呢？秦老认为桑白皮有清肺兼降肺气的作用，正好可以遏制肺热咳血之上涌之势。

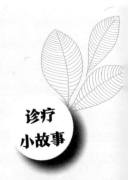

诊疗
小故事

晋代名士葛洪《肘后方》还指出桑白皮"止消渴尿多，入地三尺桑根，剥取白皮炙黄黑，锉，以水煮浓汁，随意饮之，亦可少入米，勿用盐"，认为桑白皮可以治疗糖尿病。现代药理研究结果显示，桑白皮含多种桑黄酮、桑白皮素、桑葛酮和桑色呋喃，有降压作用。另外，桑树根皮中还有一种蛋白多糖有降血糖活性，为桑白皮治疗糖尿病找到了药理学依据。临床上常用桑白皮配伍地骨皮，取泻白散之意，组成清化糖宁方，治疗糖尿病兼肺热者，对降低餐后血糖确有一定疗效。

桑枝则是桑树的嫩枝，与桑叶、桑白皮一样，也具有类似的降糖作用，只是桑枝更长于舒筋活络，尤其擅长于治疗手臂麻木。临床上常用桑枝治疗风湿病、糖尿病脑病、周围神经病变之手臂麻木等，屡有良效，如尊仁糖宁活络方中就重用了桑枝。

桑葚

药食同源

味甘、性凉，归肝、肾经，补肝益肾，养血滋液。唐代药物学著作《新修本草》载："桑葚味甘寒，无毒，单食主消渴。"现代药理研究结果显示，桑葚含芸香苷、花青素苷、糖类、烟酸、维生素 B_1、维生素 B_2、胡萝卜素、亚油酸及少量硬脂酸。李时珍《本草纲目》云："捣汁饮，解中酒毒，酿酒服，利水气消肿。"适量食用对调节内分泌、预防糖尿病应该有一定好处。

■ 心理调养：厥阴甲型体质之人应注重心理、情绪方面的调摄。这类体质之人一般性情急躁，自制力差，遇事不冷静，容易冲动，因而在治疗上常缺乏耐心，不能很好地配合医护人员。临床症状常表现为急躁易怒、失眠多梦、头晕头胀、胸闷胁痛、咽干口苦等。

这类体质患者要增加糖尿病防治相关知识，了解不良情绪的危害。如果了解到长时间的郁怒可使血压升高，使血糖控制难度加大，增加发生糖尿病脑病、眼病的风险，自然就能逐渐学会控制情绪；如果了解到糖尿病病因复杂、进展缓慢的事实，自然就容易接受规范化治疗，克服各种急躁情绪。另外可以通过读书去除浮躁之气，养浩然之气，不断提高自我修养。

■ 中药渍溻：可使用中药泡脚，推荐方药如下：苏木 30g，文火煎煮，先熏足，待药液放温后泡脚。每晚搓足底涌泉穴 100 次，并点按太冲穴。功能：活血化瘀。搓涌泉旨在引气血下行，点按太冲有利于血压控制。

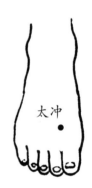
太冲

北京市东城区有一位老奶奶平素性情急躁，动不动就发火，后来患上糖尿病、高血压，伴有眼底出血，注射胰岛素后血糖仍控制不好，经人介绍来找我看病。老奶奶满面潮红，头晕目眩，两目干涩，脉弦大，属于典型的厥阴肝旺体质。于是我给她开了镇肝熄风汤加味方，让她常喝夏桑菊茶，尤其是反复给她讲肝火伤人的危害。连续治疗 3 个月，终于取得了疗效。老人家头不晕了，眼不花了，血糖也逐渐稳定了。这其中，除了药物疗效外，心理调节起到了很关键的作用。

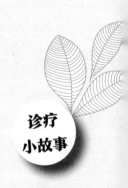
诊疗
小故事

厥阴乙型体质的糖尿病调治与养生方略

厥阴乙型体质也可以称为厥阴阴虚肝旺体质。这类体质之人体格并不强壮，多体形瘦长，体力一般，精力尚充沛，食欲比较好，控制情绪能力比较差，性情多急躁易怒；平素或有腰膝酸软、咽干、烦热症状，常有失眠倾向。此类体质之人，一方面由于长期不良情绪的影响，易导致气郁化热，郁热伤阴耗气；另一方面素体有阴虚的基础，中医称之为"水不涵木"，可导致肝阳上亢，进而引发糖尿病及高血压、糖尿病脑病、眼底出血等并发症。临床症状常表现为头晕目眩、视物不清、耳聋耳鸣、腰膝酸软、五心烦热、性急易怒、多梦健忘、口燥咽干、多饮多尿、舌质红、舌苔少或薄黄、脉弦细或数。

药物调治

■ 中成药： 厥阴乙型体质可根据具体症状选用杞菊地黄丸、耳聋左慈丸、建瓴汤、天麻钩藤颗粒等药物。

杞菊地黄丸：是由六味地黄丸加枸杞子、菊花组成，枸杞子、菊花能养肝明目；全方能滋肾养肝，主要适用于肝肾阴虚、头晕目眩、视物不清、眼珠涩痛羞明、迎风流泪，以及肝肾阴虚之视神经炎、球后视神经炎、视神经萎缩、中心视网膜炎、干眼症、慢性青光眼、老年性白内障、早期老年黄斑变性等眼部疾患；同时还用于高血压、高血脂、神经衰弱、脑震荡后遗症、慢性病毒性肝炎的辅助治疗，适用于厥阴阴虚肝旺体质的糖尿病患者。

耳聋左慈丸：出自清代何廉臣的《重订广温热论》，即六味地黄丸加磁石、石菖蒲、北五味子组成；滋补肾阴，潜镇浮阳，聪耳开窍，适用于肝肾阴虚、肾虚精脱或虚火上扰所致之头晕、耳鸣耳聋、腰膝酸软等；适合厥阴阴虚肝旺体质者。

■ **汤药：**厥阴乙型体质之人患糖尿病，通常需要采取滋阴潜阳、清热生津的治法。可以在辨证的基础上，酌情选用连梅汤、建瓴汤方剂加减化裁。应该注意在医生指导下辨证用药。

🍎 针灸按摩调治

厥阴乙型体质之人在进行针刺或点按治疗时，可参考选用肾俞、肝俞、胰俞、足三里、三阴交、昆仑、太冲、支沟等，或由医生针刺，或自我点按。有调补肝、脾、肾，引气血下行之效。

我国宝岛台湾有一位姓李的中医大夫仙风道骨，在当地很有威望。在一次国际学术交流会上，他分享说自己应用纯中药治疗糖尿病屡见良效。我们对此很感兴趣，追问其采用什么方法治疗糖尿病。他说其实用的就是河北盐山张锡纯先生的建瓴汤。该方可以滋补肾阴，平肝潜阳，再加上黄芩、黄连等药清热，非常适合糖尿病并发高血压的患者，尤其是证属厥阴阴虚肝旺体质的患者。

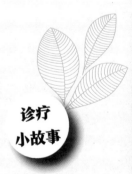

诊疗小故事

♥ 自我养生保健方略

■ **饮食药膳**：饮食应该以清淡为好，适当多吃高纤维食物，多吃粗粮和蔬菜，如芋头、玉米、海带、芹菜、荸荠、藕、沙梨、桑葚、乌梅等。

玉竹酸梅汤：玉竹 15g，山楂 15g，乌梅 15g，甜叶菊 3 片，同煎煮，代茶频饮。功能：养阴增液，敛肝，活血化瘀。

杞菊草决明茶：枸杞子 15g，菊花 12g，另取草决明 15~30g 砸碎，开水冲泡，频频饮用即可。功能：滋肾凉肝，明目通便。

夏桑菊茶：夏枯草 15g，桑叶 15g，菊花 12g，清水浸泡，武火煎煮，候凉后频频饮用。功能：滋肾凉肝，明目，降血压。

降糖良药

夏枯草

为唇形科植物夏枯草的果穗，又称夏枯头。夏天果穗成熟后，紫色的花穗即变成棕褐色，好像花朵枯萎了一样，因此得名夏枯草。这时候摘下果穗晒干，抖下种子，去其杂质，贮存起来备用即可。中医认为夏枯草味辛、苦，性寒，归肝、胆经，有清肝明目、消肿散结的功效。

《重庆堂随笔》还指出："夏枯草，微辛而甘，故散结之中，兼有和阳养阴之功，失血后不寐者服之即寐，其性可见矣。陈久者尤甘，入药为胜。"临床上夏枯草主要用于治疗风火目赤、视物模糊、头晕目眩、淋巴结核、甲状腺疾病等。现代研究结果显示夏枯草含三萜类、黄酮类、香豆素类成分，有明确的降压降糖作用。吕仁和教授常用该药治疗糖尿病及高血压、视网膜病变等合并症。

■ 心理调养：厥阴乙型体质之人性情急躁，自制力差，遇事不冷静，有时还会出现焦虑、失眠等症状。因此该类体质患者，应该增加对糖尿病及其并发症的了解，另外建议合理安排日常生活起居，按时起床，按时睡眠，规律生活，同时还要积极克服不良情绪，避免情绪激动。

■ 中药溻渍：可使用中药泡脚，推荐方药如下：苏木 30g，芒硝 15g，紫草 30g，文火煎煮，先熏足，待药液放温后泡脚，切勿内服。同时每晚搓足底涌泉穴 100 次，同时点按太冲穴。功能：活血化瘀兼润燥，引血下行。

厥阴丙型体质的糖尿病调治与养生方略

厥阴丙型体质也可以称为厥阴阳虚肝旺体质，多见于老年人。这类人体质比较虚弱，体形瘦长或虚胖，体力及精力不足，食欲一般或较差，控制情绪的能力较差，性情急躁易怒，同时比较怕冷，或有腰膝酸冷、性功能较差、嗜睡等倾向。这类体质的人一般来说不太会发生糖尿病，但糖尿病合并高血压，表现为阴阳俱虚、虚阳浮越证候者却不少见，其症状常表现为头晕目眩、颜面潮热，甚者颧红如妆、咽干心烦、腰膝酸冷、汗出、四末畏寒、舌淡暗、舌体胖大、脉沉细或浮大无力等。

药物调治

■ **中成药：** 厥阴丙型体质可根据具体症状选用金匮肾气丸，配合磁朱丸以补肾温阳，潜阳安神。

■ **汤药：** 厥阴丙型体质患糖尿病者，或病久表现为阴阳俱虚、虚阳浮越证候者，治当滋阴助阳，潜镇浮阳，可酌情选用潜阳汤、地黄饮子化裁。注意应该在医生指导下辨证用药。

针灸按摩调治

糖尿病合并高血压兼阴阳俱虚患者，更适合应用灸法来调治。

我的故乡河北省肥乡县后赵云堡村有一位老先生，自述其幼年时期就有外阴湿冷、性格急躁的毛病，后患上糖尿病、高血压，症状表现为头晕目眩、心烦失眠、腰膝酸冷、外阴湿冷、咽干口渴、双下肢水肿、夜尿频多，请我诊治。乍一看，患者两颧红赤，像涂了胭脂一般，这就是古人说的"面红如妆"，另外舌胖大、有齿痕，舌苔薄黄而水滑，脉弦大，辨证就是肾虚阴阳俱虚、虚阳浮越。所以给予肾气丸补肾，阴阳双补，配合磁朱丸平肝潜阳，镇摄浮阳。治疗1个月，结果头晕目眩、下肢水肿，以及困扰老先生几十年的外阴湿冷都解决了。一边补阳，一边潜阳，用方之巧，颇值玩味。

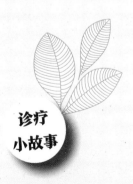
诊疗小故事

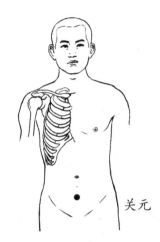

关元

隔姜灸关元：关元穴又称下丹田，位于肚脐下与耻骨联合毛际的正中间。隔姜灸关元的具体操作方法如下：取生姜1片，在生姜片上插几个小孔。然后取艾绒少许，手捏成圆锥状，置于生姜片上，放于关元穴。点着后，燃尽艾绒，即为一壮，可以连灸十壮。功能：补肾温阳、引火归元。

🍎 自我养生保健攻略

■ 饮食药膳：饮食应该以清淡为好，适当多吃高纤维食物，多吃粗粮、蔬菜、水果以及枸杞子、桂圆、胡椒、羊肉、牛肉、肉苁蓉等药性偏温的食物。

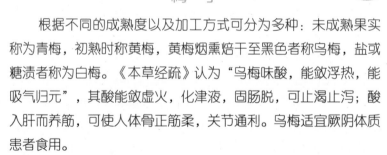

梅 子

药食同源

根据不同的成熟度以及加工方式可分为多种：未成熟果实称为青梅，初熟时称黄梅，黄梅烟熏焙干至黑色者称乌梅，盐或糖渍者称为白梅。《本草经疏》认为"乌梅味酸，能敛浮热，能吸气归元"，其酸能敛虚火，化津液，固肠脱，可止渴止泻；酸入肝而养筋，可使人体骨正筋柔，关节通利。乌梅适宜厥阴体质患者食用。

老北京传统的消暑饮料酸梅汤其主要成分之一就是乌梅。适量饮用酸梅汤能够生津止渴、收敛肺气、除烦安神、消食和中、

分清体质
降血糖

行气散瘀。夏季气温高、湿度大，容易耗伤人体气阴，出现汗多乏力、食欲不振等表现，因此酸梅汤正是这个时节的保健饮品。

枸杞子

枸杞子为茄科落叶灌木宁夏枸杞（枸杞）的成熟果实。中医认为其味甘、性平，归肝、肾经，有滋阴补血、益精明目的功效。《药性论》所谓"补益诸精不足，易颜色，变白，明目，安神"，都是在强调枸杞子有补肾养阴的作用。枸杞子的特点是性质温润，温而不燥，养阴而不滋腻，不寒中，属于平补之品。

《本草经疏》云"老人阴虚者十之七八，故服食家为益精明目之上品"，强调枸杞子补肾，有益于老年人。现代研究结果显示，枸杞子均含甜菜碱、胡萝卜素、烟酸、黄酮等成分，可以降血糖，还具有调节脂质代谢及防治脂肪肝的作用。所以说，适当食用枸杞子对于糖尿病和血脂异常症有益。

枸杞子桑葚酸梅汤：枸杞子15g，桑葚15g，乌梅15g，甘草5g，甜叶菊3片，同煎煮，代茶频饮。功能：补肾敛肝。

■ 心理调养：厥阴丙型体质之人在性情急躁的同时，还有悲观沮丧、无故发怒的表现，常会让家人和同事感到难堪，甚至觉得不可理喻。因此这类体质之人可以在空闲时间培养兴趣爱好，读书看报，养花种草，欣赏音乐，来纾缓情绪。

■ 中药渍渍：可使用中药泡脚，推荐方药如下：吴茱萸 9g，桂枝 9g，桃仁 12g，红花 12g，文火煎煮，先熏足，待药液放温后泡脚。同时每晚搓足底涌泉穴 100 次，点按太冲穴。功能：温肾散寒，引火归元。

第四章　少阳体质的糖尿病调治与养生方略

研究发现，在少阳体质人群中，少阳甲型、乙型及丙型体质都可能发生糖尿病。

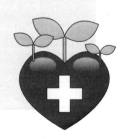

少阳甲型体质的糖尿病调治与养生方略

少阳甲型体质也可以称为少阳气虚气郁体质。这类人平素体质比较弱，体力较差，精力常常不足，食欲一般或较差，消化功能不太好，容易腹胀、腹泻；平素爱生闷气，看问题比较悲观，敏感心细，遇事爱钻牛角尖，有抑郁倾向，女性多见。少阳甲型体质可见于部分糖尿病患者，同时由于糖尿病病程缠绵，彻底根治不易，患者普遍存在悲观情绪，所以得病后表现为气郁或肝郁脾虚证者很多。症状常表现为胸胁胀痛、咽干口燥、烦躁易怒、神疲食少、大便不调、抑郁不乐，妇女可见月经不调、乳房胀痛、少腹作痛，或小腹坠胀、小便涩痛等。舌象表现为舌边有红点、舌苔起沫，脉弦细或兼数。

药物调治

■ 中成药：少阳甲型体质可根据具体症状选用逍遥丸或逍遥颗粒，有疏肝解郁、健脾养血、活血调经之效。若气郁而有郁热，见咽干心烦者，可选用加味逍遥丸，有疏肝解郁兼以清热之效。

■ 汤药：少阳甲型体质之人患糖尿病，或是病后表现为气郁或肝郁脾虚证者，治当疏肝清热、健脾养血，处方可用逍遥散加减化裁。注意应该在医生指导下辨证用药。

名方故事：逍遥散

出自宋代《太平惠民和剂局方》，由柴胡、芍药、白术、茯苓、当归、川芎、煨姜、薄荷组成，能舒肝健脾，养血调经。主要用于肝气不舒、胸胁胀痛、头晕目眩、食欲减退、月经不调等。清代名医叶天士誉之为"女科圣药"。临床上可用于治疗肝郁、脾弱、血虚所引起的胁痛、郁证、低热、乳癖以及糖尿病性胃轻瘫、脂肪肝、抑郁症、妇女月经不调等。多用于少阳气虚体质、气机郁滞者。

丹栀逍遥散，又称八味逍遥散、加味逍遥散，出自明代医家薛己的《内科摘要》，即逍遥散加丹皮、山栀组成。较之逍遥散，其清解郁热的作用增强，所以适用于少阳气虚体质有肝郁化火者，症见胸胁胀痛、烦闷急躁、颊赤口干、食欲不振或有潮热，以及妇女月经不调、少腹胀痛等，也可用于糖尿病及其并发症患者。

针灸按摩调治

少阳甲型体质之人若见气郁之胸胁疼痛者，可选用期门、阳陵泉、足三里、三阴交、昆仑等穴位，或由医生针刺，或自我点按。功能：疏利气机，调肝、健胃、补肾。

自我养生保健攻略

■ **饮食药膳**：饮食应该以清淡为好，适当多吃高纤维食物，多吃粗粮、蔬菜，如芋头、玉米、海带、黑木耳、芹菜、黄花菜等。

黄花菜

《诗经·卫风·伯兮》中描写一位古代妇人因丈夫远征，于是在庭院栽种萱草，借以解郁忘忧的故事，因此萱草又称"忘忧草"。中医认为萱草花具有清热利湿、宽胸解郁等功效。魏晋名士嵇康《养生论》云："合欢蠲忿，萱草忘忧。"根据此论，清末孟河学派名医费伯雄在其《医醇剩义·劳伤》中创制一方名曰"萱草忘忧汤"，主治"忧愁太过，忽忽不乐，洒淅寒热，痰气不清"，方中以黄花菜煎汤代水来煎煮其他药物。

黄花菜在木须肉、四喜烤麸、臊子面等家常菜肴中都有使用。但应该注意的是，黄花菜一般用干品。新鲜黄花菜内含秋水仙碱，该物质在体内可转化为毒性物质二氧秋水仙碱。所以食用鲜黄花菜，要经60℃以上高温处理，以避免中毒。

佛手桑叶茶：佛手6g，桑叶15g，甜叶菊3片，开水冲泡，代茶频饮。功能：疏肝、解郁、清热。

月季花双叶代茶饮：月季花9g，桑叶9g，荷叶9g，开水冲泡，代茶频饮；也可加甜叶菊3片调味。功能：清解郁热，调节糖脂代谢。

■ 心理调摄：少阳甲型体质之人平素多忧思，多愁善感，情绪易波动，比如血糖一降就高兴，血糖一高又开始忧思忡忡；遇事也不愿向别人诉说，心情郁闷却不能排解；症状表现为情绪不宁、胸膈满闷、胸胁胀痛、嗳气不舒、纳谷不香等。因此建议少阳甲型体质之人培养多种兴趣，如琴棋书画、栽花养鸟等，这些活动可以帮助患者转移注意力，放松情绪。也可以多参与唱歌、跳舞等有益身心的文娱活动，多听节奏欢快的音乐。扩展自己的人际交往，多与友人谈心；多晒太阳，常与家人一起进行户外运动，还可以外出郊游，在自然的熏陶与家人的陪伴中找到生活的乐趣。患者家属应观察患者的情绪变化，关心其生活，使患者感受到社会和家庭的温暖。此外，《黄帝内经》有"怒胜思"的说法，在病情允许的情况下，也可通过类似激将法的手段，让病人郁闷的情绪得以发泄，逐渐摆脱抑郁、忧思的不良情绪困扰。

怒胜思

我国金元时期有位名医叫张子和，他在其著作《儒门事亲》中记载了很多运用情志疗法治病的案例。有一个"怒胜思"的医案，说的是有位富贵之家的妇人，失眠已经两年了，吃了很多药都没有效果，求治于张子和。这妇人脉缓，张子和认为这是由于思虑过度而伤脾。虽然现在患的是失眠病证，表现出伤脾的脉象，但病的根源在于情志。于是张子和与她的丈夫商量，巧妙地采用"怒胜思"的方法来治疗：故意收了她很多钱财，还在她家喝了好几天酒，之后不开药方就走人了。妇人被激怒了，大怒汗出，因思虑而郁结的情志得以发泄，当天晚上就觉困倦，睡了很长时间，之后食量增加，脉象也恢复正常。

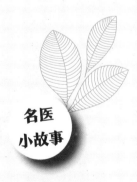

名医小故事

■ 练功：少阳甲型体质之人适合常练叩膻中、点中脘、深呼吸、扩胸运动、疏肝理气一声嘘；能起到宽胸理气、疏肝健胃、放松精神的作用，可以缓解肝气郁滞所致之胸闷、长舒气、爱叹息、紧张焦虑等症状。此类功法简单易行，效果明显，贵在坚持，有利于调畅人体气机，充分放松紧张的情绪。

叩膻中：轻轻握拳，使用手掌的大鱼际部位，缓而有节律地叩打膻中穴的部位，每36次为1组，早、中、晚各1组。

点中脘：五指捏笼成雀啄形，缓而有节律地点敲中脘穴，每36次为1组，每两餐之间1组。

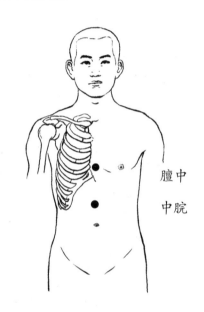

膻中
中脘

深呼吸：松静站立，双手自然下垂于大腿两侧；或坐椅子上，正坐位，双手置于膝上，平静呼吸。吸气宜短，呼气宜长。一呼一吸合为1次，每36次为1组，早、中、晚各1组。

扩胸运动：松静站立，或坐椅子上，正坐位，均匀呼吸。正视前方，张臂扩胸。每36次为1组，早、中、晚各1组。

疏肝理气一声嘘：松静站立，或端正坐位，深呼吸，在呼气的同时发出"嘘"音，呼尽后再次深吸气。在呼吸及发音的过程中可以感受到全身及精神放松，一个深呼吸为 1 组，每 36 次为 1 组，早、中、晚各 1 组。

■ 中药渍渍：可使用中药泡脚，推荐方药如下：红花 30g，文火煎煮，先熏足，待药液放温后泡脚。同时每晚温水泡脚后搓足底涌泉穴 100 次。功能：引火下行，提高睡眠质量。应该注意泡脚水不能太热，以免烫伤，泡脚时间也不能太长。

少阳乙型体质的糖尿病调治与养生方略

少阳乙型体质也可以称为少阳肝胆郁热体质，多见于中年女性。这类体质之人平素体格尚好或稍弱，体力一般，精力一般，食欲一般，爱生闷气，比较敏感，心眼小，遇事爱钻牛角尖，有抑郁倾向。因为长期抑郁，气郁化火，伤阴耗气，可发生糖尿病。又因糖尿病病程缠绵，根治困难，难免想不开，易导致糖尿病合并抑郁，表现为郁热证者。临床症状常表现为头目眩晕、口苦咽干、恶心欲吐、腹满、月经不调、舌质略红、舌苔薄黄、舌边有浊沫、脉弦细或数。

药物调治

■ 中成药：少阳乙型体质可根据具体症状选用小柴胡颗粒，有解郁清热之效。

来源于小柴胡汤，出自医圣张仲景《伤寒杂病论》，由柴胡、黄芩、人参、甘草、半夏、生姜、大枣组成；能和解少阳，清解郁热，利胆和胃；适用于邪在半表半里，表现为寒热往来、胸胁苦满、口苦咽干、头晕发热伴心烦、恶心呕吐、黄疸、腹痛而呕者。临床既可用于外感热病，又广泛用于外科、儿科、妇科等内伤杂病，如发热、呕吐、咳嗽、抑郁症、胆囊炎、胆汁反流性胃炎、耳源性眩晕、高脂血症、糖尿病、脂肪肝等；还可改善血液流变性，抗动脉粥样硬化，治疗心血管疾病；也可调节胃肠功能，治疗胃肠疾病。多用于少阳郁热体质之人。

■ 汤药：少阳乙型体质之人患糖尿病，或是病后表现为郁热证者，治当解郁清热，可用小柴胡汤加减；若气郁兼有痰火者，可用黄连温胆汤化裁。注意应该在医生指导下辨证用药。

李某某，女，40岁，北京市海淀区公交车售票员。患糖尿病及视网膜病变、周围神经病变，头晕目眩，视物模糊，心烦失眠，皮肤瘙痒，大便不通。第一次看中医，见医生就哭，悲伤异常，自述眼睛要瞎了，已经不能胜任工作，每日胰岛素用到近60u，血糖仍不能控制。我们认真分析其病情，辨其体质为少阳郁热型，郁热伤阴耗气而引发糖尿病，络脉

分清体质 **降**血糖

血瘀导致糖尿病周围神经病变，肝经郁热上冲导致眼底出血，所以用柴胡汤加味，配合糖宁明目散，再配合心理疏导。患者服药后病情很快好转，常规治疗两年余，病情持续稳定，胰岛素用量也减少了。可见中医药治疗糖尿病并发症，确实独具优势。

❤ 针灸按摩调治

少阳乙型体质之人在进行针刺或点按治疗时，可参考选用期门、阳陵泉、肝俞、脾俞、胰俞、肾俞、足三里、三阴交、昆仑等穴位，或请医生针刺，或自我点按，有疏利气机，调理脾胃和肝肾的作用。

❤ 自我养生保健方略

■ 饮食药膳：饮食应该以清淡为好，适当多吃高纤维食物，多吃粗粮、蔬菜，如芋头、玉米、海带、黑木耳、芹菜、黄花菜、香橼、佛手等。

薄荷桑叶茶：薄荷 3g，桑叶 15g，甜叶菊 3 片，开水冲泡，代茶频饮。功能：疏肝、解郁、和胃。

薄荷黄芩饮：新鲜黄芩叶 9g，薄荷 3g，开水冲泡，代茶频饮；也可加甜叶菊调味。功能：清解郁热。

■ 心理调摄：少阳乙型体质患者性情抑郁，常表现为情绪不宁、胸膈满闷、胸胁胀痛、多愁善感、心烦失眠等症状。应该注意培养多种兴趣，积极参加各种文娱活动；扩大交际面，多与朋友谈心；多晒太阳，多进行户外运动；尽量放松情绪，保持心情舒畅。

■ 练功：少阳乙型体质之人适合常练叩膻中、点中脘、深呼吸、扩胸运动、疏肝理气一声嘘，能起到宽胸理气、疏肝健胃、放松精神的作用；可以缓解肝气郁滞所致之胸闷、长舒气、紧张焦虑等症状。此类功法简单易行，效果明显，贵在坚持。

叩膻中：轻轻握拳，使用手掌的大鱼际部位缓缓叩打膻中穴的部位，每 36 次为 1 组，早、中、晚各 1 组。

点中脘：五指捏笼成雀啄形，和缓而有节律地叩点中脘穴，每 36 次为 1 组，每两餐之间 1 组。

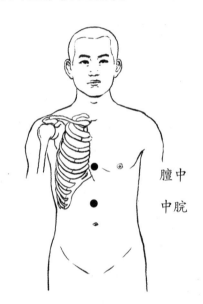

膻中

中脘

深呼气：松静站立，双手自然下垂于大腿两侧；或坐椅子上，正坐位，双手置于膝上，平静呼吸。吸气宜短，呼气宜长。一呼一吸合为 1 次，每 36 次为 1 组，早、中、晚各 1 组。

扩胸运动：松静站立，或坐椅子上，正坐位，均匀呼吸。正视前方，张臂扩胸。每 36 次为 1 组，早、中、晚各 1 组。

疏肝理气一声嘘：松静站立，或端正坐位，深呼吸，在呼气的同时发出"嘘"音，呼尽后再次深吸气。在呼吸及发音的过程中可以感受到全身及精神的放松，一个深呼吸为 1 组，每 36 次为 1 组，早、中、晚各 1 组。

■ 足部按摩：坚持每晚温水泡脚后推揉足内侧弓，并手搓足底涌泉穴 100 次。功能：引火下行，提高睡眠质量。

少阳丙型体质的糖尿病调治与养生方略

少阳丙型体质也可以称为少阳肝胃郁热体质。这类人平素体格壮实，体力好，精力充沛，食欲比较好，爱生闷气或性急易怒，比较敏感，有抑郁或焦虑倾向。比较容易发生高血压、青光眼等。情绪不良，气郁化火，或加上过嗜高热量食物，可导致肝胃郁热，进一步伤阴耗气，则发生糖尿病，有时也可以合并高血压。患病后常表现为胸胁苦满、恶心欲呕、郁郁微烦、心下满痛或心下痞硬、大便不解。舌苔黄，脉弦有力。

药物调治

■ 中成药：少阳丙型体质可根据具体症状选用大柴胡颗粒，有解郁清热之效。

■ 汤药：少阳丙型体质之人患糖尿病，通常治以清解郁热、泄下破结之法，可用大柴胡汤加减化裁。注意应该在医生指导下辨证用药。

诊疗
小故事

北京东城区有位老领导，平素工作较忙，高血压已经几十年，退休后体检发现糖尿病；一次与儿子争吵，突发眼底出血，几乎失明，伴头晕头痛、眼痛、眼压升高，通过朋友介绍来找中医诊治。患者性格要强，有时爱生气冲动，属于典型的少阳郁热体质。郁怒诱发肝火上冲，发生眼底出血。所以我们为他开了大柴胡汤方，并用桑叶、菊花、夏枯草煮水当茶饮，病情逐渐得到控制。一个月后复查，眼底出血明显吸收，视力部分恢复，血糖、血压也基本正常了。中医药治病强调个体化治疗，因人制宜，明辨体质是基础，选对方药最关键。

针灸按摩调治

少阳丙型体质之人在进行针刺或点按治疗时，可参考选用阳陵泉、肝俞、脾俞、胰俞、肾俞、足三里、三阴交、昆仑、支沟等穴位，或请医生针刺，或自我点按。有疏肝、解郁、泄热的功效。

自我养生保健方略

■ **饮食药膳**：饮食应该以清淡为好，适当多吃高纤维食物，多吃粗粮、蔬菜，如芋头、玉米、黑木耳、芹菜、白萝卜、大白菜、黄花菜、海带、紫菜等。

桑叶苦丁茶：苦丁茶 3g，桑叶 15g，甜叶菊 3 片，开水冲泡，代茶频饮。功能：疏肝、解郁、清热。

大白菜

原产我国，在春秋战国时期就有栽培；因其凌冬不凋，有松树一般的节操，故古代称之为"菘菜"。中医认为大白菜具有解热除烦、生津止渴、清肺消痰、通利肠胃的作用，所以民间也有"鱼生火，肉生痰，白菜豆腐保平安"的俗语。也正如此，胃肠有热的人群适合食用大白菜，可以保持胃肠道通畅，从而使人体气机畅达。而脾胃虚寒人群不宜过多食用大白菜，或可佐以生姜食用。

薄荷黄芩饮：新鲜黄芩叶 9g，薄荷 3g，开水冲泡，代茶频饮；也可加甜叶菊调味。功能：清解郁热。

■ 心理调摄：少阳丙型体质之人情绪容易波动，时而郁闷，时而激动，一会儿又焦虑不安、心烦不宁。应该注意缓解工作压力，积极培养兴趣爱好，如琴棋书画、栽花养鸟，保持心情舒畅。

■ 练功：少阳丙型体质之人适合常练叩膻中、点中脘、深呼吸、扩胸运动、疏肝理气一声嘘。能起到宽胸理气、疏肝健胃、放松精神的作用；可以缓解肝气郁滞所致之胸闷、长舒气、紧张焦虑等症状。此类功法简单易行，效果明显，贵在坚持。

叩膻中：轻轻握拳，使用手掌的大鱼际部位，缓缓叩打膻中穴的部位，每 36 次为 1 组，早、中、晚各 1 组。

点中脘：五指捏笼成雀啄形，缓而有节律地点击中脘穴，每每 36 次为 1 组，每两餐之间 1 组。

深呼气：松静站立，双手自然下垂于大腿两侧；或坐椅子上，正坐位，双手置于膝上，平静呼吸。吸气宜短，呼气宜长。一呼一吸合为 1 次，每 36 次为 1 组，早、中、晚各 1 组。

扩胸运动：松静站立，或坐椅子上，正坐位，均匀呼吸。正视前方，张臂扩胸。每 36 次为 1 组，早、中、晚各 1 组。

疏肝理气一声嘘：松静站立，或端正坐位，深呼吸，在呼气的同时发出"嘘"音，呼尽后再次深吸气。在呼吸及发音的过程中可以感受到全身及精神的放松，一个深呼吸为 1 组，每 36 次为 1 组，早、中、晚各 1 组。

■ 腹部按摩：双手相叠，放置肚脐部位，顺时针摩 36 圈，逆时针摩 36 圈。保持大便通畅。

■ 足部按摩：坚持每晚温水泡脚，同时每晚推揉足内侧弓，手搓足底涌泉穴 100 次。功能：引火下行，提高睡眠质量。

第五章　太阴体质的糖尿病调治与养生方略

研究发现，在太阴体质人群中，太阴甲型、太阴丙型体质容易发生糖尿病。下文提到的治疗方法均供参考，选方用药请在专业医师的指导下进行。

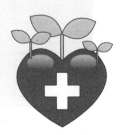

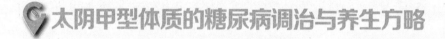

太阴甲型体质也可称为太阴脾虚体质。这类人平素体格虚弱，体形瘦长，体力差，精力一般，食欲比较差，素体脾气虚，消化吸收功能比较差，大便容易稀，有腹泻倾向，平素相对比较怕冷，容易发生胃肠疾病。因为这类人脾气偏虚，运化水谷能力不足，如果再加以饮食失节，过量进食醇酒及肥甘之物，就会变生痰湿、湿热或痰火，进一步伤阴耗气，即可发生糖尿病。这类人发生糖尿病后，由于素体脾虚，常有四肢乏力、面色萎黄、脘腹胀满、大便不调、呕吐恶心、饮食减少、形体消瘦或虚胖等症状表现；常见舌淡红，舌苔白，脉细缓。

药物调治

■ **中成药：**太阴甲型体质之人患糖尿病，可根据具体症状选用参苓白术丸，其有益气、健脾、化湿之效。如有气短乏力者，可选用补中益气丸，有益气健脾、升阳举陷之效。若糖尿病久治不愈，出现腹泻等胃肠并发症，临床表现为神疲乏力、四肢不温、脘腹冷痛或呕逆、腹泻，舌苔白、脉沉缓者，则选用理中丸，有益气温中、健脾和胃之效。

名方故事：补中益气丸

原为补中益气汤，出自《脾胃论》，由四君子汤去掉一味茯苓，加入黄芪、当归、陈皮、升麻、柴胡、生姜、大枣组成；具有补中益气、升阳举陷的作用；适用于脾胃气虚、少气懒言、四肢无力、困倦少食、饮食乏味、不耐劳累、动则气短、气虚下陷、久泻脱肛或气虚发热、气高而喘、身热而烦、渴喜热饮、皮肤不胜风寒而生寒热头痛等。现代临床多用于治疗子宫下垂、胃下垂或其他内脏下垂；可用于治糖尿病伴心脏病心功能不全、糖尿病性胃轻瘫等。

■ **汤药**：太阴甲型体质之人患糖尿病，当治以益气健脾、渗湿调中之法。具体可根据临床表现使用参苓白术散、七味白术散等加减化裁。注意应在医生指导下辨证用药。

名方故事：参苓白术散（丸）

出自宋代官府编修的方书《太平惠民和剂局方》，由四君子汤（人参、白术、茯苓、甘草）加上莲肉、山药、扁豆、薏仁、砂仁、陈皮、桔梗组成。与益气健脾之四君子汤相比，更有渗湿止泻作用，所以适用于脾胃虚弱、饮食不消化、体倦腹满、或吐或泻者；治疗慢性胃肠疾病、营养不良性水肿、糖尿病胃肠功能紊乱等往往可以缓缓取效。适宜太阴脾虚体质的糖尿病患者使用。

🍎 针灸按摩调治

太阴甲型体质之人在进行针刺或点按治疗时，可参考选用脾俞、胃俞、胰俞、足三里、三阴交、昆仑等穴位，或请医生针刺，或自我点按。在冬季也可艾灸足三里，可行雀啄灸法。功能：益气、健脾、和胃。

诊疗小故事

《中医杂志》杂志社有位老领导，他患有 2 型糖尿病好多年了，长期服用阿卡波糖来控制血糖，但血糖控制并不理想，而且腹泻严重。追问他发病前情况，他说自己从小脾胃就差，经常拉肚子。脾胃虚弱之人消化吸收功能本来就差，用阿卡波糖这类促进小肠葡萄糖吸收的葡萄糖苷酶抑制剂显然不太合适。长期服用势必导致脾胃功能更差。对此我们给他开了参苓白术散加葛根、黄连等调理，结果腹泻症状明显好转，血糖逐渐平稳。现在老先生已近 90 岁，还经常到杂志社上班。用药不辨体质，怎么可能取得这样的疗效呢？

🍎 自我养生保健方略

■ **饮食药膳**：饮食应该以清淡易消化为宜，适当多吃黄米、山药、莲子、芡实米、薏苡仁、白扁豆以及牛肉等药性偏温的食物。不适宜过多摄入苦瓜、苦苣等苦寒伤胃的食品，忌食生冷、油腻和不易消化食物。另外，研究发现三价铬是葡萄糖耐量因子的组成部分，对调节糖代谢、维持体内正常糖耐量有重要作用；并能影响机体的脂质代谢，降低血中胆固醇和三酰甘油的含量，防治动脉硬化、高血压和癌症。而玉米、胚芽米、米糠、苹果皮、动物肝脏、红糖、海产品、坚果、啤酒等富含三价铬，酵母片也富含对人体有益的三价铬。所以糖尿病患者，尤其消化功能不良者可以食用。

山 药

以河南怀庆府所产者为地道药材，习称怀山药，为"四大怀药"之一，也称淮山。味甘、性平，归脾、肺、肾经，能补脾胃，益肺肾；为古人治疗消渴病之要药。近代名医张锡纯所创玉液汤，将山药与天花粉、黄芪、葛根等配伍，有脾肾两益、气阴双补、固摄精微的作用。现代研究结果显示，山药所含6种多糖以及山药黏液质B均具有明显的降血糖活性，这是山药治疗糖尿病的药理学依据。注意：山药含有丰富的淀粉，糖尿病患者如果食用山药，一定要注意热量控制，应将山药作为主食的一部分来食用。

大麦茶：炒麦芽15g，泡水代茶饮。功能：消食和胃。

莲子山药玉米糕：莲子15g（打碎），山药粉100g，玉米面50g，加酵母，上锅蒸成发糕食用。功能：益气健脾。

蓝莓山药：山药 1 根，蓝莓果酱 100g。先将山药刮去外皮，用水洗净，切成段，上锅蒸至山药变软。锅中倒入清水，加入蓝莓果酱与适量木糖醇，用大火煮开后，转成小火继续熬制，直到蓝莓果酱和清水变黏稠，倒出冷却。将蒸好的山药稍微冷却，趁热放在案板上，用刀压碎，而后再放入碗中，用勺子压成泥状。山药泥中加少许食盐，与淡奶油充分搅匀，淋上蓝莓酱即可食用。该甜品热量不高，有健脾固摄的功用。注意食用时一定要将其计算在总热量中，适当减少主食即可。

　　糖尿病清补膏方：生黄芪 150g，生晒参 30g，炒白术 30g，炒苍术 30g，山药 30g，莲子 30g，炒麦芽 30g，枳壳 10g，陈皮 10g，清半夏 10g，茯苓 15g，薏苡仁 15g，马齿苋 60g，葛根 60g，丹参 60g，三七 90g，桑寄生 30g，荔枝核 30g，鬼箭羽 15g，地骨皮 60g，黄连 15g，肉桂 10g，黄芩 15g，翻白草 90g，仙鹤草 90g，荷叶 15g，炒麦芽 30g，焦山楂 30g，甘草 10g，甜叶菊 15g。

　　制作方法：上药加清水浸泡，文火久煎，再煎浓缩。然后加入龟板胶 100g、鹿角胶 100g 共融成膏。无甜叶菊，也可加入木糖醇 150g 矫味。备用，每次 1 匙，每日 2 次，空腹服用。

　　功能：益气健脾，兼以清热化湿、活血化瘀。适用于糖尿病临床表现为乏力体倦、腹满食少、大便稀软、肢体困重、舌苔腻、脉细沉，中医辨证属脾虚湿滞者。

薏苡仁

中医认为其味甘淡、性微寒，归脾、胃、肺经，有健脾利湿、疏通筋脉、清热排脓之功效。现代研究显示，薏苡仁含有薏苡仁酯、薏苡素、薏苡多糖等成分，具有抗肿瘤、降血糖等多方面作用，所以在肿瘤科也是常用药物。临床上薏苡仁常用于治疗肾炎蛋白尿、风湿痹证、湿热腰痛以及糖尿病肾病之筋骨酸痛等。现代人每日进食大鱼大肉，最易化生湿热，所以平日适当多吃些薏苡仁，对健康很有好处。

■ 心理调摄：太阴甲型体质之人喜忧多思，常表现为忧愁焦虑、太息频频、纳食不香等症状。应该多参加有益身心的活动，广交朋友，多进行户外运动；培养业余兴趣，放松情绪，减轻对血糖波动的过度关注。

■ 练功：太阴甲型体质患者适合习练内养功，还可以练习站桩。

■ 足部按摩：每晚温水泡脚，然后搓足底涌泉穴 100 次；推揉足内侧弓 100 次。

太阴丙型体质的糖尿病调治与养生方略

太阴丙型体质也可称为太阴脾虚湿滞体质。这类人平素体格比较弱，多体形虚胖，面色偏黄，代表人物为刘备。也有学者将这种体质称为"黄泥膏"样体质。这类人一般体力比较差，精力不足，大腹便便，肌肉松软，食欲一般，吃得不多，但还是很胖，消化吸收功能比较差，大便容易稀，有腹泻倾向，相对比较怕冷，容易发生胃肠疾病和代谢病。因为脾气偏虚，运化水谷能力不足，若不注意饮食，或嗜食醇酒和肥甘之物，或嗜食浓茶及各种饮料，就会变生痰湿、湿热或痰火，进一步伤阴耗气，导致糖尿病、血脂异常症等。这类患者发生糖尿病后，由于素体脾虚湿滞，常常表现为四肢乏力、面色萎黄、体形肥胖、脘腹胀满、大便不调、肢体酸困、舌苔白腻或黄腻、脉细滑或濡细。

 药物调治

■ **中成药：**太阴丙型体质患者可根据具体症状选用二陈丸，有益气、健脾、化湿的功效。如有湿热下注，伴腰腿酸困、大便不爽、小便黄赤者，可选用二妙丸或四妙丸，有清热祛湿之效。

运动量适宜的标志

2型糖尿病是一种以慢性炎症、胰岛素抵抗和β细胞受损为特征的代谢性疾病。有研究表明，肠道菌群与肥胖、2型糖尿病等代谢性疾病的发生发展关系密切。糖尿病患者的肠道菌群结构与健康人不一样。研究发现糖尿病患者肠道机会致病菌含量较健康人高，而丁酸盐产生菌的含量相对较低。因此，调节失调的肠道菌群可能为糖尿病、肥胖等代谢性疾病带来治愈的希望。

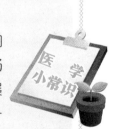

■ **汤药**：太阴丙型体质患糖尿病，当治以益气健脾、行气化湿之法。可根据具体症状选用胃苓汤、芩连平胃散等方剂加减化裁。注意应在医生指导下辨证用药。

🌿 名方故事：葛根芩连汤

　　某些药物、饮食和益生菌可调节肠道菌群，从而治疗代谢性疾病。如中药黄连，古人常用其治消渴病，黄连所含小檗碱具有显著的降糖作用。研究发现，小檗碱可通过富集动物肠道中的短链脂肪酸产生菌，增加肠道内短链脂肪酸含量，降低宿主的系统炎症水平，进而预防高脂饮食大鼠发生肥胖和胰岛素抵抗。葛根芩连汤出自张仲景《伤寒论》，原本用治"下利"（即腹泻）。近年研究发现其具有显著的降糖、调脂功效；可调节肠道菌群结构，增加有益菌含量，从而促进血糖代谢。

🍎 针灸按摩调治

　　太阴丙型体质之人在进行针刺或点按治疗时，可参考选用脾俞、胃俞、胰俞、足三里、三阴交、昆仑等穴位，或请医生针刺，或自我点按。

🍎 自我养生保健方略

■ **饮食药膳**：饮食应该以清淡、易消化为宜。适当多吃黄米、山药、莲子、芡实米、薏苡仁、白扁豆、荷叶、红小豆、海带，以及牛肉等药性偏温的食物。不能过多摄入苦瓜、苦苣等苦寒伤胃之品以及生冷、油腻食物；尽量少喝啤酒、饮料等。

荷 叶

中国自古就把荷叶奉为瘦身良药。荷叶茶富含多种生物碱，可以有效分解体内脂肪。荷叶碱能密布于人体肠壁上，形成一层脂肪隔离膜，阻止肠道对脂肪的吸收，防止脂肪堆积。荷叶含有大量纤维，可以促进大肠蠕动，促进排便，从而清除毒素。荷叶还富含茶瘦素，可以对食欲与能量进行平衡调节，不会产生腹泻、腹痛等副作用。荷叶尤其适合于 2 型糖尿病伴肥胖及血脂异常者。

中医认为牛肉味甘、性温，是补益脾胃的良品。《本草纲目》记载其能"安中益气、养脾胃，补虚壮健、强筋骨，消水肿、除湿气"。因此，牛肉适宜体瘦虚弱、乏力倦怠、食欲不振、食积不化、贫血、体虚之人食用。太阴脾虚体质和少阴体质者较为适合食用牛肉。但需注意，食用牛肉时，一方面要适量而有节制，另一方面要将其炖煮至软烂，这样易于消化，既能起到补虚的作用，又不会加重胃肠负担。现代研究发现牛肉能增加血液中的血红蛋白及白蛋白，可以提高人体抵抗力。已故国家级名老中医关幼波教授曾使用"牛皮膏"来提升病人的血小板，但需要注意的是，牛肉膏、牛皮膏中嘌呤含量较高。每 100g 肉汤中嘌呤含量达 160 ~ 400mg，患有高尿酸血症及肾功能不全者不适宜饮用肉汤。看过韩剧《大长今》的读者可能会记得剧中有一个故事：长今路遇一位贵族子弟，患病不能饮食，她使用"倒仓法"将其治愈。

倒仓法是由金元时期的名医朱丹溪所提倡的一种治病方法，其著作《丹溪心法》《格致余论》均有叙述，用于"治瘫劳蛊癞等证，推陈致新，扶虚补损，可吐可下"。具体方法是选用黄色公牛的牛腿精肉一二十斤，以长流水煮至糜烂，其间不可加凉水，使牛肉融入汤中，滤去肉渣后，再将牛肉汤用文火熬成琥珀色。患者每次服 1 小盅，间隔一会儿再服，如此饮用几十盅。

服用上方的过程会比较难受，有的人会呕吐，有的会腹泻，有的会吐泻俱作，排出胃肠中的积垢。之后可能会口干，但不要喝水，通常此时小便会增多。吐泻后一两天觉得饥饿，可以先喝点白稀粥，三天后再少加菜肴，之后逐步恢复正常饮食，半个月后就会觉得精神焕发，形体轻健。但注意使用此法前一个月夫妇不可同房；使用该法后夫妇半年不可同房，尤其是五年不能吃牛肉。

朱丹溪认为饮食、七情伤及脾胃，使中宫不清，土德不和，因而发为瘫痪、劳瘵、蛊胀、癞疾以及许多无名奇病。而牛肉属土，能润泽枯槁，补益虚损，熬成肉液，流行胃肠中，无处不至，推逐荡漾，可将胃肠中的留毒积聚荡涤而出。

荷叶普洱茶：荷叶 15g，普洱茶 6g，泡水当茶饮。功能：醒脾化湿、消脂去滞。

荷叶莲子赤小豆汤：荷叶 15g，莲子 15g（打碎），赤小豆 30g，文火煎煮，不等红小豆开花即可进食或饮用。功能：健脾、化湿、清热。

■ **心理调摄**：太阴丙型体质之人，性格多忧愁、好思虑，有自卑倾向，遇到困难容易灰心丧气。应该培养乐观的性格，多与健康人，尤其是病情控制良好的病友交流调治经验，排除不良情绪困扰。

■ **练功**：每日可以习练内养功，或同时习练站桩、八段锦、太极拳等，有利于控制血糖，延缓胃肠道等多种并发症的进程。

■ **足部按摩**：每晚温水泡脚，然后搓足底涌泉穴 100 次，推揉足内侧弓 100 次。

小动作大功效：八段锦

八段锦在我国民众中享有盛誉，有调形、调神、调息相结合的特点，长期坚持自我习练，可以起到防病治病的功效。

第一段：**两手托天理三焦**

预备姿势：松静站立，两脚平行，与肩等宽，或采取立正姿势。两眼平视前方，舌尖轻抵上腭，用鼻呼吸，周身关节依次放松，两臂自然下垂于身侧，各指伸展，躯体自然正直，足趾抓地，足心上提，聚精全神，站立片刻。

动作：

①两臂缓缓从左右两侧上举至头顶，两手十指交叉，翻掌向上，掌心上托如托天之状，同时两脚跟提起离地。

②两臂放下复原，同时两脚跟提起离地。

如此反复多次。若配合呼吸，则上托时深吸气，还原时深呼气。

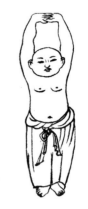

两手托天理三焦

第二段：左右开弓似射雕

预备姿势：立正。

动作：

①左脚向左踏出一步，两腿弯曲成骑马式。两臂在胸前交叉，右臂在外，左臂在内，眼看左手，然后左手握拳，食指翘起向上，拇指伸直，与食指呈八字分开。而后左臂向左推出并伸直，头随而左转，眼看左手食指，同时右手握拳，展臂向右，如拉弓状。

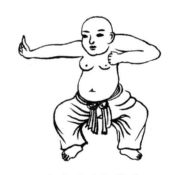

左右开弓似射雕

②复原。

③右脚向右踏出一步，两腿弯曲成骑马状，其余动作同①，只是方向相反。

④还原成立正姿势。

如此反复多遍。若配合呼吸，则展臂拉弓时吸气，复原时缓缓呼气。

第三段：调理脾胃单臂举

预备姿势：立正，或两脚平行站立，距离与肩同宽，两臂自然下垂于身体两侧。

动作：

①右手翻掌上举，五指并紧，掌心向上，指尖向左，同时左手下按，掌心向下，指尖向前。

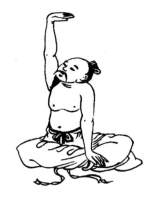

调理脾胃单臂举

②复原。

③左手翻掌上举，五指并紧、掌心向上，指尖向右，同时左手下按、掌心向前，指尖向前。

④复原。

如此反复多遍。若配合呼吸，则上举下按时吸气，复原时缓缓呼气。

第四段：五劳七伤往后瞧

预备姿势：立正，两手掌心紧贴于双腿两侧风市穴处。

动作：

①头慢慢向左转，眼望后方。

②复原。

③头慢慢向右转，眼望后方。

④复原。

如此反复多遍。若配合呼吸，则向后望时吸气，复原时缓缓呼气。

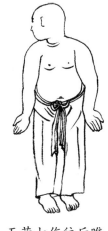

五劳七伤往后瞧

第五段：摇头摆尾去心火

预备姿势：两脚分开，屈膝成骑马状，两手扶在大腿部，虎口向前。

动作：

①上半身及头部向前做俯身深屈动作，随后在左前方进行弧形摇转，同时臀部相应右摆。左腿及左臀部适当伸展，以辅助摇摆。

②复原。

③上半身及头部向前做俯身深屈动作，随后在右前方进行弧形摇转，同时臀部相应左摆。右腿及右臀部适当伸展，以辅助摇摆。

④复原。

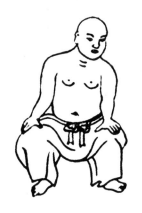

摇头摆尾去心火

如此反复多遍。若配合呼吸，则头向左前方和右前方摇转时吸气，复原时缓缓呼气。两手扶腿，可随身体的转动稍稍移动。

第六段：两手攀足固肾腰

预备姿势：立正。

动作：

①上半身缓缓向前深屈，膝部保持挺直，同时两臂下垂，两手握住足尖（或两手指尖触及两足踝），头略抬高。

②复原。

③两手在背后抵住脊骨，上半身缓缓向后仰。

④复原。

如此反复多遍，配合自然呼吸。

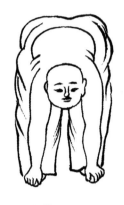

两手攀足固肾腰

第七段：攒拳怒目增气力

预备姿势：两腿分开，屈膝成骑马式，两手握拳放在腰旁，拳心向上。

动作：

①右拳向前方缓缓出击，右臂伸直，拳心向下，两眼睁大，向前虎视。

②复原。

③左拳向前方缓缓出击，左臂伸直，拳心向下，两眼睁大，向前虎视。

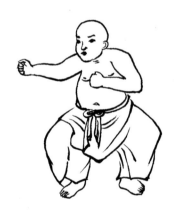

攒拳怒目增气力

④复原。

如此反复多遍。若配合呼吸，则拳向前出击时呼气，回收时深深吸气。

第八段：背后七颠百病消

预备姿势：立正，两掌心紧贴在大腿前方，两膝伸直。

动作：

①两脚跟提起，离地 3.3~3.6cm，同时头向上顶。

②两脚跟放下，着地复原。

如此反复多遍。若配合呼吸则脚跟提起时深深吸气，脚跟放下时缓缓呼气。

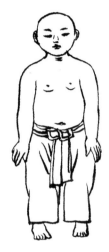

背后七颠百病消

 # 《黄帝内经》四季养生要略

天人相应的整体观是中医学的基本特色。顺应四时养生，就是以人与自然密切相关的整体观为基础。有人问，前文详细介绍了阳明体质、少阴体质、少阳体质、厥阴体质、太阴体质的糖尿病防治方略，怎么就没有太阳体质的养生方略呢？调查发现，太阳体质发生糖尿病的可能性确实较上述体质小，但实际上也不是绝对没有患糖尿病的可能。太阳体质，尤其是太阳甲型体质之人卫阳充实、阴阳平衡，自觉遵从《黄帝内经》四季养生要略养生保健就可以了。

《黄帝内经》指出"故智者之养生也，必顺四时而适寒暑……如是，则僻邪不至，长生久视"，意思是说，聪明人养生保健，一定会顺应四季的气候变化。顺应四季去养生，才能够避免病邪侵袭，达到健康长寿的目的。如何顺应四时养生呢？《黄帝内经·素问·四气调神大论》对此有系统论述，现介绍如下。

春季养生

春季为四时之首，是一年四季的开始，主要包括立春、雨水、惊蛰、春分、清明、谷雨六个节气。

> 春三月，此谓发陈。天地俱生，万物以荣，夜卧早起，广步于庭，被发缓形，以使志生；生而勿杀，予而勿夺，赏而勿罚，此春气之应，养生之道也。逆之则伤肝，夏为寒变，奉长者少。
>
> ——《素问·四气调神大论》

春季的三个月，是草木发芽、枝叶舒展的季节。这时候自然界生机勃勃，万物欣欣向荣。顺应春季这种特点，人们应该晚些睡、早些起，多到户外散步。散步的时候，可以松散开头发，伸展肢体，这样做能够舒畅情志。此时自然万物焕发出生机，一定不要去扼杀；赋予自然焕发生机的权利，一定不要去剥夺；勉励自然万物焕发生机的行为，一定不要去破坏。这就是顺应春气、养护人体生机的法则。违背这一法则就会伤害肝气，到夏天就会因为身体虚寒而生病。何以如此？因为春天生机不足，供给夏天的能量就少了。总而言之，春季万物生发，人也应该顺应自然，保护阳气的生发之势。春季如何保养阳气呢？《黄帝内经》说"虚邪贼风，避之有时"，强调要注意避免风邪外袭。

现代医学对风与健康的关系也有认识，气流的变化可以影响人体呼吸、能量消耗、新陈代谢和精神状态。一年之中春季多风，大风可以加剧空气与皮肤的热量交换，导致体内热量过分散失，造成人体抗病能力下降，所以春季是流感的多发季节。糖尿病患者素体阴虚，或有气虚、气阴两虚，甚至阴阳俱虚，抵抗力本来就弱，在春季尤其应该重视避风保暖，防止呼吸道感染等疾病。

医学小常识

春季以风气为主气，风邪不仅可以单独致病，也常与寒邪、热邪等其他邪气同时致病；

初春，风邪多与寒邪相兼，可以导致风寒感冒；

晚春，风邪多与温热之邪相兼，可以导致风热感冒，甚至引发温热病，即现代医学之传染病。

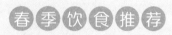

春季主生发，为顺应其势，可以适当多吃香椿、竹笋等具有生发作用的食物，也可适量饮用绿茶、薄荷茶、桑菊茶等，有清凉透达之功效，能预防春季传染病。饮食以清淡为原则，或可辅以葱、韭、蒜、芥等辛味发散的食材。如果要补益，一般应该平补，可用西洋参、太子参、枸杞子等煲汤以滋养身体。金针菜、木耳、莲子、山药、百合、胡萝卜、菠菜等都是这个季节比较适合的煲汤材料。

🍎 夏季养生

夏季是立夏到立秋之间的三个月时间，包括立夏、小满、芒种、夏至、小暑、大暑六个节气。

夏三月，此为蕃秀。天地气交，万物华实，夜卧早起，无厌于日，使志无怒，使华英成秀，使气得泄，若所爱在外，此夏气之应，养长之道也。逆之则伤心，秋为痎疟，奉收者少，冬至重病。

——《素问·四气调神大论》

夏季三个月，是万物繁茂生长的季节。夏季里，自然界天阳下济，地热上蒸，天地之气上下交合，植物开花结果。人们应该晚点睡、早点起，不要对白天变长、气候炎热感到厌倦，应该保持情绪平和，保证体内的阳气能够自然宣散，就像将愉快的心情表现在外一样。这就是顺应夏气、养生保健的法则。违背这一法则就会损伤心气，到了秋天有可能发生疟疾。之所以如此，是因为身体在夏天未能得到充分长养，供给秋天的正气就会减少。到了冬天，还会导致其他疾病。

至于夏季养生的具体原则，明末医家汪绮石在《理虚元鉴》一书中指出"夏防暑热，又防因暑取凉，长夏防湿"，认为盛夏应防暑邪，长夏应防湿邪；同时又要注意保护人体阳气，防止因避暑而过分贪凉，从而损伤体内阳气。

暑邪和湿邪的区别	
暑邪	为阳邪，其性升散；伤津耗气，导致口渴引饮、唇干口燥、大便干结、尿黄心烦，以及身倦乏力、短气懒言等症
湿邪	为阴邪，其性重浊黏滞；阻遏气机并伤人下部，易导致身重倦困、头重如裹、脘腹胀满、食欲不振、大便稀溏、筋骨酸重、皮肤湿痒，以及下肢溃疡、湿性脚气、妇女带下等症

其实，现代医学也注意到了湿邪对人体的影响。夏季三伏时节高温、低压、高湿度，人体汗液不易排出，常会使人烦躁、疲倦、食欲不振，易发生胃肠炎、痢疾等。糖尿病患者此时更容易合并

胃肠道、泌尿系感染及阴道炎等，尤其是胃肠炎吐泻脱水或中暑高热，还可诱发糖尿病酮症、糖尿病高渗性昏迷等急性代谢紊乱。

至于"春夏养阳"，是强调要在春夏时节注意保护阳气。虽然气候炎热，也不应贪一时之快，或露天夜宿，或饮冷无度，或久居冷气房内。这样特别容易损伤人体阳气，导致暑邪与风寒之邪伤人。所以《摄生消息论》告诫说："不得于星月下露卧，兼使睡着，使人扇风取凉。"

空调病又称冷气病，就是指因久处冷气设备的环境下工作和生活所患的一种疾病，即夏季养生不注意保护阳气所致。其轻者可见头痛、下肢酸痛、乏力、腰痛、感冒和不同程度的胃肠道症状；重者会出现皮肤病和心血管疾病。因此在夏季，应注意不能使室内和室外温差过大，室内、室外温度以不低于25℃为好。睡眠时最好关上空调，有条件者应注意室内、室外空气的流通。对于冠心病、糖尿病、高血压、动脉硬化等患者以及老年患者，尤其应该注意不能长期待在冷气环境里。

饮食方面，长夏宜清淡饮食，少油腻，以温食为主。元代著名养生家丘处机就主张夏季饮食应"温暖，不令大饱，时时进之……其于肥腻当戒"，真可谓要言不烦。

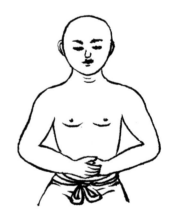

夏季饮食推荐

夏季主长养，天气炎热，可以适当多食藕、芦笋、海蜇、荸荠、苦瓜、丝瓜、冬瓜、空心菜、芹菜、西红柿、白扁豆、西瓜皮等，可饮用绿茶、荷叶茶、荷叶粥、绿豆粥、红豆粥等。夏秋之交不但天气热，而且潮湿多雨，应该适当多吃生姜、大蒜，也可用紫苏、白扁豆等佐餐，并饮用绿茶、荷叶粥、绿豆粥等。夏日胃口不佳，可以适当食用大蒜、葱、姜等，不仅可以增进食欲，而且还有杀菌作用。另外，生津止渴之西洋参、麦冬、石斛、百合等，也都是适合夏日清补的药食两用之品。

秋季养生

秋季是立秋到立冬之间的三个月时间，包括立秋、处暑、白露、秋分、寒露、霜降六个节气。农历八月十五中秋节，常常是气候转化的分界点。

秋三月，此谓容平。天气以急，地气以明，早卧早起，与鸡俱兴，使志安宁，以缓秋刑，收敛神气，使秋气平，无外其志，使肺气清，此秋气之应，养收之道也。逆之则伤肺，冬为飧泄，奉藏者少。

——《素问·四气调神大论》

秋季的三个月是万物成熟的季节。秋季天气清肃，秋风劲急，草木凋零，大地明净。人们应该早些入睡、早些起床，像群鸡一样按时作息。保持情志安定平静，可以缓解深秋肃杀之气对人体的影响；要收敛起向外宣散的神气，促使人体去适应秋气，达到内外平衡；不应该让情志过度宣泄，以保证肺气清肃，这就是顺应秋气的法则。违背这一法则就会损伤肺气，到了冬天会变生完谷不化之腹泻。之所以如此，是因为身体的收敛机能在秋天未能得到养护，所以导致冬天的收藏之气减少。总的来说，秋季养生重点是收敛，应注意保养体内阴气，而保养阴气的关键在于防燥润肺。

中医学认为燥为秋季主气，称"秋燥"。燥气清肃，其性干燥，最易伤人肺脏，导致呼吸系统疾病。"燥胜则干"，燥邪容易伤津耗液，所以常见口干、唇干、鼻干、咽干、舌干少津、大便干结、皮肤干裂以及干咳少痰、痰黏难咯、痰中带血等症状。初秋气温高，秋阳高照，感邪多为温燥；晚秋气温下降，天气转冷，感邪多为凉燥。

温燥和凉燥的区别	
温燥	温燥伤人，症状常表现为微恶寒、发热较明显、脉细数
凉燥	凉燥伤人，症状常表现为微发热、恶寒较明显、脉浮

秋季应注意保持室内的湿度，早秋注意多饮水，晚秋注意保暖，预防呼吸道感染。糖尿病患者由于本身就存在阴虚、气阴两虚的情况，更容易感受秋燥之邪，一定要加倍重视，防止季节性感冒，更要防止因气候变化诱发心脑血管疾病。

秋季饮食推荐

秋季天气干燥，应该适当多吃水果，如雪花梨、苹果、橙子等，可食用百合粥、银耳粥、燕窝粥、黑芝麻粥，或饮用雪梨汁、杏仁露、秋梨膏等。山楂、杨桃、柑橘都可以吃，但糖尿病患者要注意不能超量，防止血糖升高。另外深秋时节，适当多摄入鸡蛋、牛奶、豆浆等富含蛋白质的食品可以增强体质，提高人体对气候的适应性和抗寒能力。适当多吃地瓜叶、芋头、海带、牛蒡等高纤维食物可以预防便秘。

冬季养生

冬季是从立冬到立春之间的三个月时间，包括立冬、小雪、大雪、冬至、小寒、大寒六个节气。

冬三月，此谓闭藏。水冰地坼，无扰乎阳，早卧晚起，必待日光，使志若伏若匿，若有私意，若已有得，去寒就温，无泄皮肤，使气亟夺，此冬气之应，养藏之道也。逆之则伤肾，春为痿厥，奉生者少。

——《素问·四气调神大论》

冬季的三个月是万物闭藏的时节。冬季里水面结冰，天寒地冻，这时候人也不要去扰动自身的阳气，应该早些入睡，晚些起床，日出之后再起床为宜。这时候要调整自己的情志，使情思隐藏于内，心存隐私，如同若有所获一般。要躲避严寒，靠近温暖，不要让皮肤开泄而出汗，这样可以避免阳气散失。这就是顺应冬气的法则，违背这一法则就会损伤肾气，到了春天则会导致四肢痿弱逆冷等症。何以如此？因为身体的闭藏机能在冬天未能得到应有的养护，供给春天的能量就会减少。总而言之，冬季是万物闭藏的季节，人体阳气也会随着天地的大节律而深藏于内。所以冬季养生要顺应体内阳气的潜藏之势，以敛阴护阳为要。保证人体肾气旺、火力壮，防止严寒外侵。

冬季饮食推荐

冬季天气寒冷，食用肉类可选羊肉、牛肉、狗肉，有温补作用。张仲景《金匮要略》所载当归生姜羊肉汤就很适合妇女及体弱、血虚、体寒者冬季食用。日常食品如葱、姜、蒜、玉米、黑豆、黑米、核桃等，或能温或能补，尤其适合冬季进食。还可选择红茶、普洱茶等性质偏温者；如感受风寒者，可以饮用桂姜茶。体质虚弱者可在冬季进补，人参、黄芪、当归之类性温能补，甚至可用鹿角胶、龟板胶熬膏，缓缓补之。还可选用虫草鸭、参茸膏、龟苓膏等，或平补，或温补，或滋补，具体要根据自身情况，在中医师指导下选用。冬季北方天气干燥，暖气充足，尤其容易伤阴，过用温补也未必合适，特别是阴虚火旺之人更应注意。

医学小常识

中医学认为寒为冬季之主气；寒为阴邪，常伤人阳气。人体如果没有阳气，就会失去新陈代谢的活力；没有了能量和热量的来源，生命就会停止。人体阳虚时，临床症状常可表现为畏寒肢冷、脘腹胀满冷痛、阳痿、便溏、关节拘挛疼痛等。

糖尿病患者虽多阴虚、气阴两虚，但久病者也常阴阳俱虚。尤其是年老体弱之人，在冬季往往感觉手足不温、畏寒喜暖、肢体麻痛等。在冬季，糖尿病患者应该注意及时增加衣物，保暖御寒。特别是糖尿病伴有心脑血管并发症者更应该注意保暖。因为寒冷可以导致血管收缩痉挛，不仅可以导致血糖、血压波动，而且还可能直接引起心肌缺血，或诱发心肌梗死、脑梗死等急性心脑血管事件。临床观察发现有许多老年糖尿病患者，一味认为锻炼有益于身体健康，不知冬季阳气应该闭藏的道理；尤其在严冬的早晨，天还未亮就起床进行体育锻炼，这时在冷空气刺激下极易发生心肌梗死、脑梗死。这种教训是非常深刻的。

总之，四季气候各不相同，养生保健的方法也应该有所不同。正如《黄帝内经·素问·四气调神大论》所说："故阴阳四时者，万物之终始也，死生之本也，逆之则灾害生，从之则苛疾不起，是谓得道。道者，圣人行之，愚者佩之。"意思是说，四季的阴阳变化是万物生发、滋长、收敛、闭藏的根本。顺应四时阴阳变化的规律则不得病，违背此规律则导致灾害发生。只有懂得养生之道、适应四季变化之人才能永葆健康。懂得了这些才算是掌握了养生之道。养生之道,圣人能遵行,愚蠢的人不会遵行。

中医学四季养生的理论,是我们祖先在长期医疗实践中不断总结出来的大智慧,至今对人们日常养生保健仍具有重要的指导意义。

根据体质选茶叶

绿茶一般性寒,适合阴虚火旺体质者饮用,如碧螺春、龙井、毛尖、猴魁等。

红茶一般性质偏温,适合阳虚体寒者饮用,如正山小种、祁门红茶、滇红等。

机体寒热表现不明显者,可选择乌龙茶(青茶),如武夷岩茶、铁观音等。

有研究表明,茶叶越是粗老,治疗糖尿病等代谢疾病的效果越好。所以对于糖尿病患者来说,黑茶更好。

苦丁茶能清泄肝火,适合厥阴肝旺体质者,或肝火上炎,表现为头晕头痛、目赤口苦、心烦易怒的糖尿病伴高血压者。

茉莉花茶以绿茶为坯,用茉莉花熏制。绿茶能清热,茉莉花气味芳香,能理气宽胸、避秽止泻、清利头目,适合少阳体质之肝胆、肝胃郁热者,尤其适合伴有糖尿病视网膜病变的患者饮用。

附录1：降糖中成药速查表

附录2：降糖药膳速查表

附录 3：降糖食物速查表